中学版

我爱中医 上

主编　赵杜涓　李毅萍

河南科学技术出版社
· 郑州 ·

图书在版编目 (CIP) 数据

我爱中医：中学版：上下册 / 赵杜涓，李毅萍主编 . —郑州 : 河南科学技术出版社，2023.12

ISBN 978-7-5725-1368-8

Ⅰ . ①我… Ⅱ . ①赵… ②李… Ⅲ . ①中医学—青少年读物 Ⅳ . ① R2-49

中国国家版本馆 CIP 数据核字（2023）第 229012 号

出版发行：河南科学技术出版社

地址：郑州市郑东新区祥盛街 27 号　邮编：450016

电话：（0371）65788613　65788628

网址：www.hnstp.cn

策划编辑：邓　为　王婷婷

责任编辑：王婷婷

责任校对：董静云

整体设计：李小健

责任印制：徐海东

印　　刷：河南美图印刷有限公司

经　　销：全国新华书店

开　　本：787 mm×1 092 mm　1/16　印张：22　字数：216千字

版　　次：2023 年 12 月第 1 版　2023 年 12 月第 1 次印刷

总 定 价：80.00 元

编委会

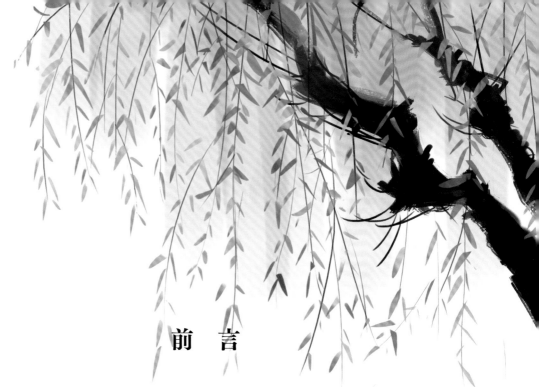

前　言

实现中华民族的伟大复兴，离不开文化自信。中医药文化是中华优秀传统文化最具代表性的符号之一。

实施中医药文化传播行动，培植中医药发展沃土，让中医药融入中国人的生活，是党和国家提出的明确要求。

习近平总书记说："中医药学是中国古代科学的瑰宝，也是打开中华文明宝库的钥匙。"我们编撰本套书的主要目的，在于帮助广大中学生找到一把打开中华文明宝库的"钥匙"。

2022年，我们编撰了小学版《我爱中医》，意在让小学生接受中医药文化启蒙，培养孩子们对中医药的兴趣。该书出版以来，受到了广大读者的欢迎和高度评价。

2023年，我们编撰了中学版《我爱中医》，继续以"讲好中医故事"为主要原则，从四大名著、古典诗词、二十四史、常用成语、传统节日、二十四节气、民间谚语等中华传统文化及文物中收集关于中医药的信息，进行创作加工，以通俗易懂的内容、图文并茂的形式，展现中医药文化。

本套书分为上、下册，共分六个板块，分别为"名著里的中医""诗词里的中医""正史里的中医""成语里的中医""民俗里的中医"和"文物里的中医"。

我们期望通过本套书，让广大中学生了解、学习中医药文化，从中感受中华优秀传统文化的魅力，逐步增强文化自信，成长为推动实现中华民族伟大复兴的优秀人才。

需要说明的是，我们选取的素材范围较广、来源渠道多，加之囿于时间及水平，可能不够严谨、不够精准、不够全面，恳请读者朋友们不吝指正，以便我们再版时修订。

中学版《我爱中医》的编撰，得到了方方面面的支持和帮助，在此一并致谢！

自信才能自立，自立方能自强！

愿中学读者朋友，树立和增强文化自信，为中华民族的伟大复兴而不懈奋斗！

编委会

2023 年 9 月

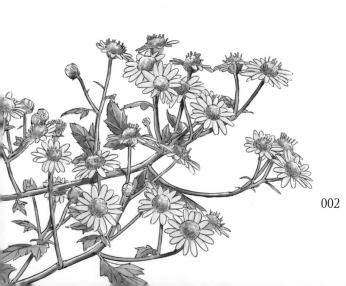

目 录

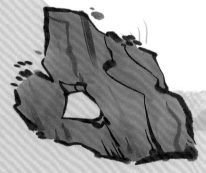

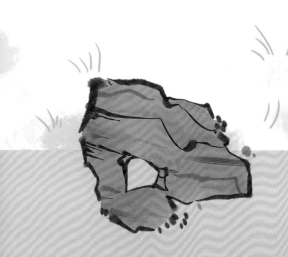

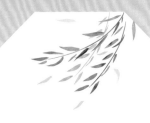

辑一
名著里的中医

名著者，中华文化之精粹，是历代流传的文学经典；

中医者，中华民族之瑰宝，是千年传承的智慧结晶。

舌战群儒，攻城拔寨，降妖除魔……
名著中出现中医，更加经典；

阴阳五行，辨证论治，君臣佐使……
中医走进名著，深入人心。

看名著，从故事中了解中医，有滋有味；

学中医，从中医中思考名著，其乐无穷。

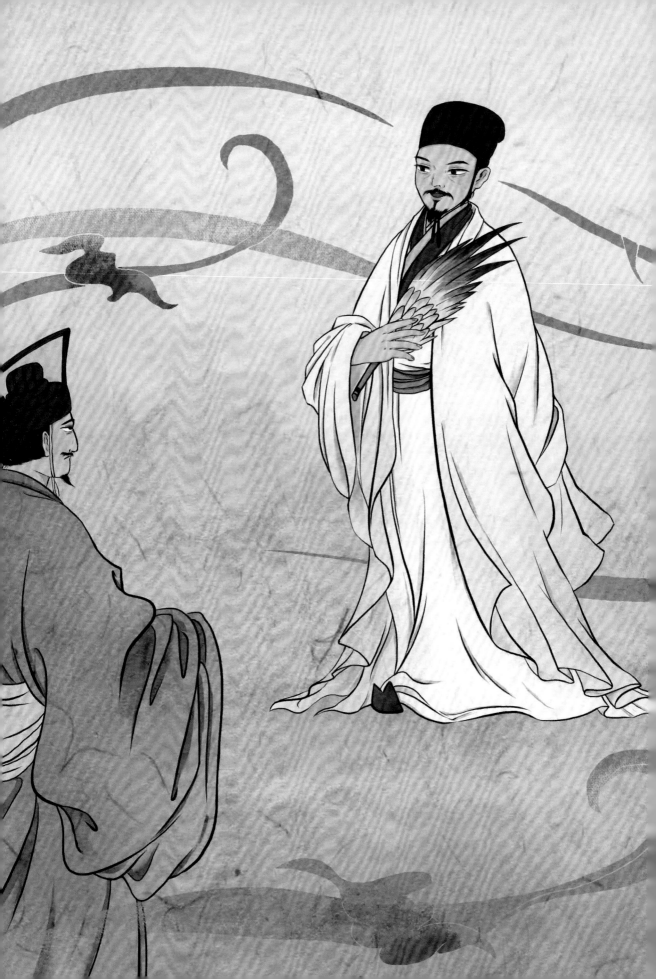

《三国演义》之舌战群儒

——病后调养的智慧

话说诸葛亮（字孔明）自江夏来到东吴，意在劝说孙权与刘备联合，共同抗击曹操。孙权便让鲁肃引孔明至帐下，先与江东一众文人才俊相见，以观其虚实。

故事就从这里开始了。

孔明来到帐下，只见一众文人早已峨冠博带，在厅中整衣端坐。孔明一一相见，施礼完毕，便坐在客人的位置上。

张昭等人见孔明神采飘逸，气宇轩昂，料想他一定是来游说的，便想杀杀他的锐气。于是张昭起身，到孔明面前把手一拱，说道："在下见过军师。"

孔明见有人前来照应，意识到舌战即将开始。他观此人样貌举止，料定必是孙权手下红人张昭，便毫不犹豫地招呼道："子布先生。"

张昭一愣：我初见此人，他却识得我，定是有备而来。便也不客气，朗声道："听说先生以前在隆中时，常常把自己与管仲、乐毅相比，可有这种说法？"

此话看似随意，却内藏凶险。如果孔明承认确有其事，那张昭便要举例管仲、乐毅的功勋，指责其大言不惭！要是孔明不承认有此说法，那就是主动认输。总之，说"是"也不好，说"不是"也不行，真真是进退维谷。

孔明听张昭这样问，心想今日可算遇着对手了。既然你一开战便锋芒毕露，那我也只能针锋相对了。因此他淡淡一笑："呵……这只是我的一个小比喻罢了！"

哟呵！张昭无论如何也想不到孔明这牛皮竟吹得如此大胆，便道："我听说刘皇叔三顾茅庐，得先生'如鱼得水'，想席卷荆襄之地，但这些地方现在却都被曹操占领了，这该怎么说呢？"

孔明此时已经摸透了张昭的意图：不就是想通过贬低我来抬高自己嘛！既然你这么不友好，我也就不用客气了。于是孔明说："以亮看来，要取荆襄九郡……"说到此处，孔明故意一顿，随后伸出一只手，手掌向上，然后对着张昭把手掌向下一翻："易如反掌！"孔明接着说道："我主仁义，不忍心夺取同宗兄弟的基业，所以坚决不取。刘琮听信谗言，暗自投降，才使曹操如此猖狂。如今我主在江夏郡屯兵，实则另有打算，不是你们这些等闲之辈能够明白的！"说罢，便对着张昭一阵冷笑。

张昭听完这番话，心想孔明确实能说会道。他暗想：前两个回合自己皆被他轻易地招架而过，自己只准备了三句话，现在就剩最后一招了，于是便说道："先生，要是这样，你的言行就自相矛盾了。先生自比管仲、乐毅，管仲辅佐桓公称霸诸侯，乐毅扶持弱小的燕国攻下了齐国的70多座城池。他们两个人才是真正的济世之才！先生在草庐之中，只会笑傲风月。现在既然辅佐刘豫州，应当为百姓除害兴利，剿灭乱贼。刘豫州在没得到先生辅佐之前，尚且能纵横四海，攻城略地。如今刘豫州得到先生的扶助，人人仰望，即使是3岁的小孩儿，也认为刘豫州是如虎添翼，期待着汉室复兴。朝廷的大臣、山林的隐士，没有一个不拭目以待，希望你能拯救百姓于水火之中，使天下重新归于安定的。"

说到这儿，张昭话锋一转："可为什么自从先生归附了刘豫州后，曹兵一出，你们就丢盔弃甲，望风而逃呢？对上不能报答刘表，安定百姓；对下不能辅助刘表的儿子守住疆土，反而放弃新野，逃离樊城，当阳大败，一路逃到夏口，现在连容身的地方都没有。如此看来，刘豫州在得到先生的辅佐之后，反而不如从前了。管仲、乐毅也这样吗？恕我直言，不要见怪。"

说罢，张昭撩须斜目，对孔明一声大笑。暗想：这番说话，你再能答辩，我张昭就对你孔明佩服得五体投地。

张昭此番说辞条分缕析、句句是实，却当真刁钻！他本以为孔明会理屈词穷，却不料孔明从座位上站起身来，双手执扇，捧腹大笑不已。张昭突见孔明大笑，顿感困惑。其余文人也以为孔明会无以作答，现在却见他大笑不止，众人不明虚实，皆不敢妄言，一时之间，大厅之上竟是人人噤声。

孔明见周围安静下来，便道："大鹏飞到万里高的天空，岂是群鸟能看出来的？打个比方吧，一个人在生命垂危之时，医生应该怎么样将其救活？"

"应当先喂他粥，配着药力轻的药物服用。等到他脏腑调和、身体慢慢好转，再给他吃点儿肉食，然后用猛药去治，这样就会除掉病根，保全人的性命。如果不等他气脉和缓，便让他吃猛药，这就不是治病而是催命了！"

孔明接着说道："我家主公兵败汝南，寄身到刘表门下，兵不过千人，将军只有关羽、张飞、赵云而已，正像身染重病的人。新野地小人稀，墙坍壁倒，将士缺衣少粮，哪能再想到去操练兵士？"

"我上任之后，火烧博望坡、新野，就像两帖热药，使外面的寒流不敢侵入；白河用水，又像一帖冷药。两把火、一河水，前后'三味药'杀光20万曹兵，方保我主'病情'不至于恶化。就连曹操手下最好的三员大将，听到我诸葛亮的名字也是自顾逃命……我看管仲、乐毅用兵未必及得上我吧？"

"兵败当阳，是因为我家主公看到有数十万百姓扶老携幼相随，不忍心抛弃他们，这也是大仁大义。何况胜负乃兵家常事。当年高皇帝屡次败给项羽，最后垓下一战功成，这难道不是韩信的好主意吗？韩信辅佐高皇帝很长时间，也不是每次都打胜仗。自古以来的大人物，能将国家兴衰、安危掌握在手，而不像那些……"

说到这里，孔明看了看张昭，暗道：对不起了，我要与你不客气了。张昭心里明白，孔明要骂人了。果然，孔明继续说道："不像那些专说大话的人，平时搬弄口舌无人能及，仗势欺人无人能比，见我诸葛亮人单势孤就群起而攻；敌军兵临城下，主上询计问策以解倒悬之危时，却不知临机应变，胸无一策。这些人纱袍红帽，身价不低，可是在关键时刻一点儿都派不上用场，应被天下人耻笑的难道不是此辈？"

这一番话直说得张昭头晕眼花，他有气无力地看看周围文官，暗示道：你们上吧，我是撑不下去了！

名著原文

孔明听罢，哑然而笑曰："鹏飞万里，其志岂群鸟能识哉？譬如人染沉疴，当先用糜粥以饮之，和药以服之；待其腑脏调和，形体渐安，然后用肉食以补之，猛药以治之，则病根尽去，人得全生也。若不待气脉和缓，便投以猛药厚味，欲求安保，诚为难矣。"

——《三国演义》第四十三回　诸葛亮舌战群儒　鲁子敬力排众议

文见中医

重病之人为什么不能"大补"

"舌战群儒"是《三国演义》中的经典桥段，这段故事中诸葛亮借用"救治重病之人"的医理，以医道论政道，比喻得十分贴切，很具说服力。

那么，你知道为什么重病之人不能"大补"吗？

久病、重病的人，在长时间的生病过程中，体内正气与病邪持久对抗，气血亏虚，脾胃运化功能下降。此时如果给他吃肉食，或者用猛药去治的话，反而会损伤脾胃。

中医认为脾为"后天之本""气血生化之源"，认为人体"有一分胃气，便有一分生机"，如果因为盲目进补而进一步损伤脾胃，那么就不是在治病，而是在催命了。

也正是基于此，民间才有久病、重病之人"虚不受补"的说法。

此外，除了病重之人不宜大补外，新病初愈的人也不宜大补。这是因为，患者在疾病过程中受病邪的损害或者是药物的影响，脾胃已经损伤，初愈的时候脾胃功能还没完全恢复。此时，患者如果多食、强食或者不忌口，很可能导致脾胃损伤加重，使刚刚好转的病情复发，中医称之为"食复"。同样，新病初愈就滥用补药、急于求成，也会使残余的病邪在身体内留滞，从而导致疾病复发，称为"药复"。

那么，重病之人和大病初愈之人应该吃什么呢？

吃糜粥。粥的主要原料是粳米，把粳米煮得稀烂就是糜粥，这是最容易消化的食物。注意：一定要煮得稀烂，水米柔腻如一。虚弱的脾胃对这种粥十分受用，这种粥非常容易消化吸收，同时还有一定的滋补作用。

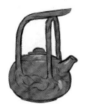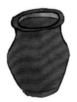

生病时该如何合理安排饮食起居

不管是大人还是小孩，生病都是一件很糟糕的事情。如果真的生病了，该怎么做才能让自己快点好起来呢？

首先，要好好休息。这个休息，既包括睡觉养肉体，也包括闭起眼睛来养精神。中医认为人五脏六腑的精气都向上供应给眼睛，这样我们才能看见清晰、明亮的世界。如果生病了还看电子产品，会使眼睛疲劳，也会让五脏六腑疲劳，不利于身体的康复。

其次，要吃一些易消化、能帮我们恢复体力的食物。大鱼大肉虽然很有营养，但却不适合在生病的时候吃。因为人生病时脏腑处于虚弱状态，含有很多奶油的甜品、凉凉的瓜果、大鱼大肉都不易消化，会增加脾胃的负担，让它们更加虚弱。这个时候，食用热乎乎的粥和清淡的小菜是最好的。

再次，如果得的是偏热性的疾病，如会流黄鼻涕的风热感冒、觉得"嗓子冒火"的咳嗽等，还要适量补充水分，一定要喝温开水，要小口慢慢地喝。

最后，需要注意的是，病刚好的时候不能"得意忘形"，去暴饮暴食或者做剧烈运动，因为这个时候身体还在康复阶段。中医说"食肉则复，多食则遗"，突然加重脾胃的负担会很容易再次生病！

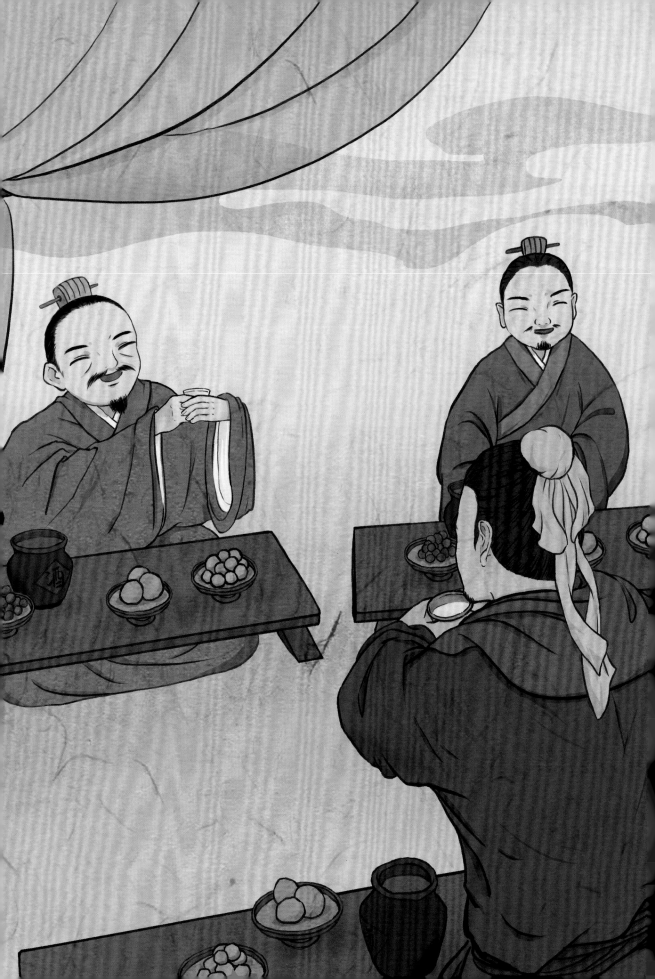

《水浒传》之智取润州城
——药方里的君臣佐使

话说宋江等人战胜了辽兵，而徽宗却同意议和，又将攻破的所有州县尽数还给辽人。宋江带人马归朝，本来指望能加官晋爵，不想蔡京、高俅、童贯等人又从中作梗，徽宗又是个没主见的皇帝，竟下令宋江等人不得进入京城，只能在城外驻扎。众好汉早已愤愤不平，想要起义，却只碍于宋江不允。

恰时，各地农民起义蜂拥而起，其中，江南方腊起义，已成大事。朝廷多次出兵剿杀，都是无功而返。这时，方腊军高举旗号，正式起义。

宋江听说此事，觉得这是个晋升的机会，便决定主动请缨攻打方腊，以表忠心。徽宗欣然允奏。

于是，宋江等人又重整人马，杀奔江南。那方腊因不满官府剥削，故而聚众造反，在睦州青溪县帮源洞内造了宫殿，设立百官，自立为皇帝。当时的嘉兴、松江、崇德、海宁皆在他的管辖之内。

且说宋江等人来到江南，第一个险隘去处便是扬子江，隔江便是润州城。宋江与吴用商议对策，吴用说："扬子江中有金、焦二山，靠着润州城郭，可叫几个水军兄弟前去探路，打听隔岸消息。"

这润州城由方腊手下的东厅枢密使吕师囊把守，此人原是歙州富户，因给方腊捐献钱粮而封官。他幼年曾熟读兵书，惯使一条丈八蛇矛，武艺出众，部下管辖着 12 个统制官，名号"江南十二神"，协同把守润州江岸。

宋江派柴进、张顺、石秀、阮小七四人去打探路径。宋江让张顺和柴进一路，阮小七和石秀一路，分别到金、焦二山打听虚实。四人领命，辞了宋江各去行事。

暂不说石秀与阮小七投焦山去了，单说柴进和张顺带了两个随从，来到金山对面的瓜洲渡口。此时正是初春天气，日暖花香。扬子江江边万里烟波，却不见有一艘船，两旁屋子也都无人居住。

柴进说："这里没有人住，又没有渡船，咱们怎么能知道隔江的消息呢？"

张顺说："哥哥莫急，咱们先找个屋子歇下，小弟夜间潜水到金山脚下打听虚实。"

夜间，张顺下水探查，意外见到有船只过来，感觉十分可疑，便潜上船，砍杀了艄公，威逼船上人说出身份。

船上那人见张顺出手毫不留情，慌忙道："好汉饶命，小人是扬州城外定浦村陈将士家人。陈将士叫小人过润州投拜吕师囊吕枢密那里献粮。吕枢密准了，派个虞候和小人同回，索要白粮 5 万担，船 300 只，作进奉之礼。"

张顺一听，心下大喜，随后问清陈将士底细，又问明被他砍死的那个人便是吕师囊派来的虞候叶贵，便将眼前这人也砍死了。然后，他摇着船，回到瓜洲岸上，此时天方破晓。

张顺将船上的事都对柴进说了，二人赶忙回到宋江营中。

宋江得了二人消息，十分欢喜。

吴用说："既然有了这个机会，攻破润州易如反掌！先拿了那陈将士，大事便定。"他唤来浪子燕青，让他扮成叶虞候，又让解珍、解宝扮成南军，携带船上截来的枢密文书、关防牌面等，一起到定浦村陈将士庄前，如此这般行事。

燕青让解珍、解宝挑着担子，装了一应事物，出了扬州城，取路定浦村。离城40余里，便到了陈将士庄前。只见庄前二三十个庄客，都整整齐齐的一般打扮。

燕青改作江浙口音，问庄客："将士在家吗？"

庄客反问："客人从哪里来？"

燕青说："从润州来，渡江时走错了路，耽误了大半日才到这里。"

庄客闻言，先将一行人引到客房，放下担子，接着来到后厅。

燕青见那厅中主位坐着一人，生得英武，便知这就是陈将士了，于是行礼道："叶贵就此参见！"

陈将士问道："足下从何而来？"

燕青用江浙口音回道："请相公屏退左右。"

陈将士笑笑说："这几个人都是我的心腹，你但说无妨。"

燕青说："小人姓叶名贵，是吕枢密帐前虞候。正月初七，接到吴成的密信，枢密大人非常高兴，特地差遣叶贵送吴成到苏州，见御弟三大王，说明相公的诚意，三大王差人保奏相公为扬州府尹。本来是打算让吴成回来报喜的，谁承想他感染了风寒，不能走动。枢密怕延误了大事，特地差遣叶贵前来相告，并呈上枢密文书、关防牌面，号旗300面，号衣1000领。请相公在约好的时间里带着粮食、船只，前往润州江岸交接。"

说完，便取枢密文书递了上去。陈将士看了大喜，忙摆好香案，朝南面叩头谢恩，又叫儿子陈益、陈泰出来相见，摆下筵席款待燕青等人。

陈将士邀燕青上坐，燕青推辞说："小人是个走卒，相公处如何敢坐？"陈将士坚持说："足下是恩相差来的人，怎敢轻慢，但坐无妨。"燕青谦让不过，远远地坐下。

陈将士叫人取酒来，把盏劝燕青。燕青推却道："谢相公美意，但小人天生不饮酒。"

待酒过三巡，众人微醺，燕青便给解珍、解宝使了个眼色。

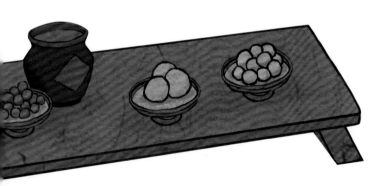

解宝从身边取出一剂早就备好的乱了君臣配伍的药，乘人不备，悄悄撒进酒壶里。

燕青随即起身道："叶贵借相公酒果，权为上贺之意。"说罢，便斟一大盅酒，先劝陈将士满饮此杯，又劝陈益、陈泰两个各饮了一杯。在场的几个心腹庄客，都被燕青劝了一杯。

见众人酒已下肚，燕青把嘴一努，解珍走到外面，寻了火种，在庄前放起一个号炮。吴用早派了众头领下来，埋伏在暗处以作策应，听了炮响便一起冲杀进来，门口十几个庄客哪里敌得住？

燕青在堂里见陈家父子一个个都倒了，便拿刀割下众人首级。

杀了陈将士一家后，宋江又分派人马，选 300 只快船，船上插方腊旗号，着 1 000 军汉，各穿了号衣押粮，300 只船内埋伏下 2 万余人。又差穆弘扮成陈益，李俊扮成陈泰，各坐一只大船前往润州城。

这 300 只船上，共分派了 42 位好汉，浩浩荡荡地来到润州北固山下。

名著原文

陈将士叫取酒来，把盏劝燕青。燕青推却道："小人天戒不饮酒。"待他把过三两巡酒，两个儿子都来与父亲庆贺递酒。燕青把眼使叫解珍、解宝行事。解宝身边取出不按君臣的药头，张人眼慢，放在酒壶里。燕青便起身说道："叶贵虽然不曾将酒过江，借相公酒果，权为上贺之意。"便斟一大钟酒，上劝陈将士满饮此杯。随即便劝陈益、陈泰，两个各饮了一杯。当面有几个心腹庄客，都被燕青劝了一杯。

——《水浒传》第一百一十一回　张顺夜伏金山寺　宋江智取润州城

文见中医

方剂里的君、臣、佐、使

润州城一战中，燕青等人未大动干戈便拿下了陈家庄，其中那"不按君臣的药头"厥功至伟。

什么是不按君臣的药头？难道药也分大王、侍卫、文臣、武将吗？

还真分！

中医处方在组织不同作用和地位的药物时，必须符合严密的组方基本结构，即君、臣、佐、使的组方形式。

这一基本结构的理论最早见于《黄帝内经》，已被历代医家使用了数千年。

1. **君药**：君药就是"一方之'君主'"，对主要的病症起主要的治疗作用，必不可少。比如，治疗风寒感冒的麻黄汤，麻黄就是君药。

2. **臣药**：臣药职责类似于宰相，主要作用有两个：一是帮着君药治疗主要病症，二是治疗重要兼症。例如，麻黄汤中的桂枝，就兼具了这两类职责，既帮助君药麻黄散寒，又能治疗感冒的重要兼症头痛。

3.**佐药**：佐药类似于各部大臣，职责大致有三类。一是"佐助药"，负责配合君药、臣药来加强治疗作用，或者直接治疗次要兼症。如麻黄汤中的杏仁，就是辅助君药麻黄加强平喘作用的。二是"佐制药"，在方中负责"唱白脸"，作用是消除或减弱君药、臣药的毒性。例如，在有半夏的方子里加生姜，就是用生姜来辅佐克制半夏的毒性。三是"反佐药"，是方中的"诤臣"，它的性、味与君药相反，负责在适当的时机和君药"唱反调"。比如，当人病得非常严重时，会出现"拒药"的情况，也就是吃不下去药。此时就需要使用"反佐"的药物，避免患者"拒药"。例如，在用大量辛热的附子、干姜时，加入少量苦寒的猪胆汁，就是起到"反佐"的效果。

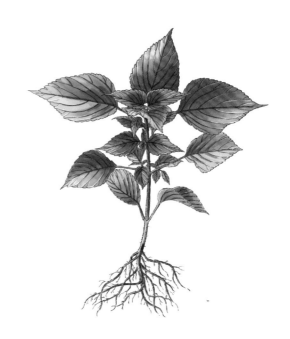

4. 使药：使药类似于使者，其职责有两类。一是"引经药"，像使者一样负责把整个方子的药效"传达"到疾病所在的地方。如桔梗，就是治疗咽喉疾病的引经药。二是"调和药"，像使者一样负责"调解"各味药物之间的矛盾，从而把它们团结在一起。例如，被誉为药中"国老"的甘草，就经常充当这个角色。

用方如用将，用药如用兵。方剂中每一味中药各司其职，就能达到"增效减毒"的目的，这就是方剂君、臣、佐、使配伍的意义所在。

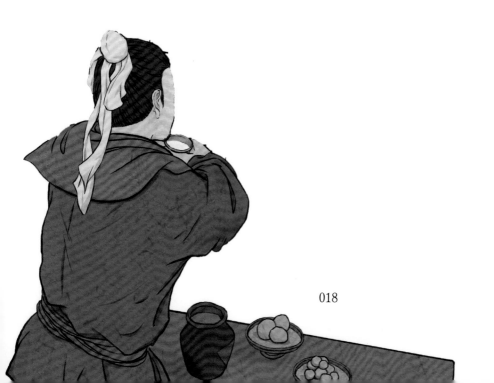

巧用配伍化"偏性"

我们平常吃的食物，很多也有着和药物一样的寒、热、温、凉的属性。寒凉类的食物能够清热泻火，温热类的食物能够补火助阳。如果能将这些食物合理搭配，就能促进人体健康。例如：

食用性质寒凉的苦瓜、黄瓜时，可以用性温的荆芥、大蒜调味。

饮用性热的白酒时，可以用性寒凉的莲藕、冬瓜、橘子、苹果佐餐。

烹调性寒的螃蟹时，可以搭配性温的生姜和紫苏。

吃性热的黑胡椒牛排时，可以佐以性凉的蔬菜、水果沙拉。

冬日里为了驱寒，人们可以用性温热的生姜和羊肉煮成生姜羊肉汤。

燥热的初秋，人们可以用性凉的苹果和梨子做成苹果汤或冰糖雪梨羹。

类似的搭配，在日常生活中，你还能找出哪些呢？

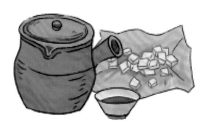

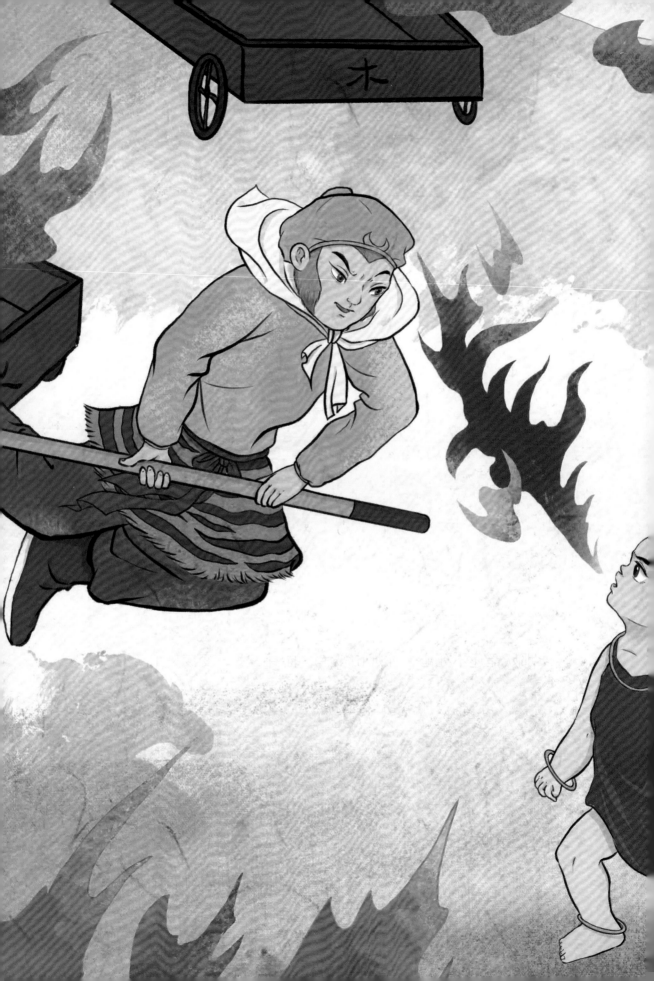

《西游记》之大战红孩儿
——三昧真火里的五行玄机

唐僧师徒离开了乌鸡国，夜住晓行将近半月，来到一座名叫号山的高山前。他们见那山十分险峻，正在惊叹，忽见山坳里有一朵红云直冲九霄，结聚成了一团火气。

孙悟空大惊，猛地跳到唐僧的马前，叫道："师弟们，当心妖怪来了！"八戒听了慌忙举起钉耙，沙僧也抢起宝杖。

那火光里果真有个妖怪。数年前，此妖听人讲，从东土大唐往西天取经的唐僧是金蝉长老转世，谁要是吃他一块肉，就能长生不老。今天他等到了唐僧，正要捉拿，却见悟空师兄弟三人把唐僧围护起来，有些犯难。

妖怪知道孙悟空厉害，便心生一计，先散去红光。

悟空见红光散去，便说是个过路的妖怪，一行人继续赶路。这时，唐僧隐约听见有人喊"救命"，便问悟空是否听见了。

悟空知道是妖怪的陷阱，骗唐僧说："师父听错了。"

那妖怪还不死心，往那山坡上，摇身一变，变成一个7岁顽童。他赤条条光着身子，被麻绳捆了手脚，高高地吊在松树梢头，口口声声地喊道："救命，救命！"

唐僧循声走去，找到树下，见了妖怪，便问道："你是谁家的孩子？为什么被吊在这里？说个明白，我好救你。"

妖怪眼中噙泪，叫道："师父，山西边有条枯松涧，涧边有个红家庄，我就住在那里。3 天前，一伙强盗来到我家，杀了我父亲，抢了我母亲做压寨夫人，把我吊在这里，想饿死我，还请师父救我一命。"

唐僧信以为真，就叫八戒救他下来。那呆子也不识妖怪，上前便要动手。

悟空在一旁忍不住喝道："妖怪，我可认得你，你别在那里弄虚捣鬼，说谎哄人！"

八戒听了，对悟空道："猴哥，一个小孩子家，你这样说他干什么？还是救他下来吧！"说完，那呆子就解开绳索，放下妖怪。

妖怪来到唐僧马前，眼泪汪汪地只管磕头。

唐僧心软，便道："孩子，你上马来，我带你走。"

妖怪说："师父，我的手脚都麻了，骑不了马。"

唐僧就吩咐八戒和沙僧驮那妖怪，妖怪都不答应。等唐僧叫悟空驮时，那妖怪暗自欢喜，点了点头。

悟空背着妖怪，暗暗叫苦。那妖怪使了个花招，变得有千斤重，压得悟空直不起身来。

悟空笑道："我的儿，你还敢弄重身法来压我？"说完，把他往石头上甩去。

妖怪腾空飞起，哈哈大笑，招来一阵旋风，顿时飞沙走石。等周围终于平静下来时，唐僧早已不见踪影，只留下白龙马在原地嘶鸣。

悟空告诉八戒和沙僧，刚才被救的那个小孩儿就是妖怪，正是他把师父掳走了。八戒见师父没了，又闹着要散伙。

悟空心中烦躁，变出金箍棒，对着山石泥土一通乱打，打出一众衣衫破烂的土地、山神来。

他们跪在悟空面前，叫道："大圣，山神、土地特来拜见。"

悟空道："我问你们，这山上有多少妖怪？"

众神面露惨色："爷爷，只有一个妖怪就弄得我们衣食不济哩！"

悟空道："这妖怪是什么来历？"

众神说："这山中有一条枯松涧，涧边有一座火云洞，那洞里的魔王神通广大，常常把我们这些山神、土地拿了去，白天给他烧火顶门，夜里给他提铃放哨，他手下的小妖还向我们讨常例钱哩！"

悟空道："你们可知道那妖怪是什么来头？叫什么名字？"

众神说："他是牛魔王和罗刹女的儿子，乳名叫'红孩儿'，曾在火焰山修行 300 年，炼成了三昧真火，十分厉害。牛魔王让他镇守此山，号称'圣婴大王'。"

悟空听完，满心的烦躁转为欢喜，他喝退了土地、山神，叫沙僧留下来照看行李，拽着八戒的猪耳叫他一同去讨还师父。

悟空与八戒跳过枯松涧，来到火云洞前，一群小妖正在洞口抢枪舞剑。

悟空高声叫道："小的们，快告知你家洞主，叫他送我师父出来，若说半个'不'字，我就掀翻了你这山场！"

小妖听了慌忙回洞禀报："大王，有个毛脸雷公嘴的和尚带着一个长嘴大耳的和尚在门前要什么师父哩！"

那红孩儿冷笑着说："这是孙悟空和猪八戒。小的们，推出车去，取出枪来！"

几个小妖推出5辆小车来，出了火云洞前门，将车子按金、木、水、火、土的方位排列好。

那一伙管兵器的小妖，抬出一杆丈八长的火尖枪，递给红孩儿。

红孩儿走出门，悟空近前笑道："贤侄，趁早送出我师父，不要失了亲情，被你爹爹知道了，怪俺老孙以长欺幼。"

红孩儿听了，心中大怒，喝道："泼猴，我与你有什么亲情？哪个是你贤侄？"

悟空笑道："你不知道，俺乃是500年前大闹天宫的齐天大圣孙悟空。当初未闹天宫时，俺曾游遍海角天涯、四大部洲，那时你的爹爹牛魔王称为'平天大圣'，与俺老孙结为兄弟。我们兄弟结拜的时候，你还没出生呢！"

红孩儿听了哪里肯信，举起火尖枪就刺。

悟空闪过身，抢起金箍棒，叫道："你这小娃娃，不识高低，看棍！"

他们两个各使神通，缠斗了 20 回合，不分胜负。猪八戒在旁边看见一处破绽，便抖擞精神，举起九齿钉耙，朝红孩儿劈头打去。

红孩儿见了大惊，急忙跃上中间一辆小车，一手举着火尖枪，一手捏起拳头，朝着自己的鼻子上连捶了两拳。

八戒笑道："这小孩儿撒赖，你看他捶破鼻子，不知道哪里告我们去？"

说话间，红孩儿念动咒语，口里喷出火来，鼻子里浓烟迸出。

刹那间，那 5 辆车上也腾起冲天烈焰，整个火云洞被烟火弥漫。

八戒见状，吓得撇下悟空，扭头就跑。悟空无奈，口中念着避火诀，冲入火海，到处寻找红孩儿作战。

红孩儿见悟空冲了过来，指挥 5 辆车来回穿梭，火焰烧得更旺了。悟空抵挡不过，只好退下阵来。红孩儿见悟空走了，就收了火具，率领群妖得胜回洞去了。

悟空来到松林里，对八戒、沙僧说："你们想个法，降服这个妖怪。"

沙僧说道："俗话说'水能克火'，不如用相生相克的方法来降他怎么样？"

悟空笑说："有道理，等俺老孙到老龙王处借兵去！"

很快，悟空请来龙王助战，又去火云洞洞口叫阵。红孩儿依旧摆好战车，出洞迎战，与悟空斗了 20 多回合后，又故伎重施，吐出三昧真火来。

龙王立刻降下大雨，却不料那三昧真火与凡火不同，雨越大，它反而烧得越旺！

悟空被熏得透不过气，又被那红孩儿一口浓烟喷中，火气攻心，大叫一声，一头扎进了涧水之中！

名著原文

那一班几个小妖，推出五辆小车儿来，开了前门。八戒望见道："哥哥，这妖精想是怕我们，推出车子，往那厢搬哩。"行者道："不是，且看他放在那里。"只见那小妖将车子按金、木、水、火、土安下，着五个看着，五个进去通报。

……

那妖魔捻了两拳，念个咒语，口里喷出火来，鼻子里浓烟迸出，闸闸眼（这里是眨眨眼之意），火焰齐生。那五辆车子上，火光涌出。

……

那妖怪见行者来，又吐上几口，那火比前更胜。好火：炎炎烈烈盈空燎，赫赫威威遍地红。却似火轮飞上下，犹如炭屑舞西东。这火不是燧人钻木，又不是老子炮丹，非天火，非野火，乃是妖魔修炼成真三昧火。五辆车儿合五行，五行生化火煎成。肝木能生心火旺，心火致令脾土平。脾土生金金化水，水能生木彻通灵。生生化化皆因火，火遍长空万物荣。妖邪久悟呼三昧，永镇西方第一名。

——《西游记》第四十一回　心猿遭火败　木母被魔擒

文见中医

"五行"是什么

不知大家看《西游记》的时候有没有过这样的疑问——压住悟空 500 年的那座山为什么叫"五行山"？红孩儿喷火时又为什么要把小车按照"五行"的方位摆放？神秘的"五行"到底是什么呢？

最早的五行概念非常朴素，就是指自然界中的木、火、土、金、水 5 种物质。后来，古代的哲学家们在"天人合一"思想的指导下，对这 5 种物质的基本属性进行了提炼，用来说明整个世界。于是，这 5 种物质就被归纳为五类特性。具体内容如下。

木的特性：生发、生长、舒畅、条达。

火的特性：炎热、升腾、光明、繁盛。

土的特性：承载、受纳、化生、敦厚。

金的特性：收敛、肃杀、清净、变革。

水的特性：寒冷、滋润、向下、静藏。

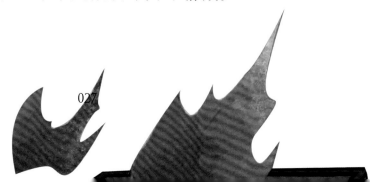

那么，"五行学说"又是什么呢？

"五行学说"是中医学基础理论之一，用以说明脏腑的属性及其相互关系。如肝属木、心属火、脾属土、肺属金、肾属水等。

学以致用

用好五行生克，解决生活中的小难题

"五行"本是哲学概念，是古代哲学家表述宇宙运行规律的学说。因为人也是宇宙的一部分，因此"五行"的概念也被引入中医。

中医学在"天人相应"思想的指导下，以五行为中心，形成了联系人体内外的五行结构系统，用以说明脏腑的生理功能、五脏病变的相互影响，并用于疾病的诊断和治疗。

例如，《儒林外史》中范进因中举狂喜而疯癫，人们找来了他最怕的胡屠户，一个耳光让他恢复了正常，用的就是五行相克的原理："喜"这种情绪在五行中属火，而"恐惧"则在五行中属水，水克火，所以用恐惧可以克制狂喜造成的疯癫。

再比如，容易发怒的人往往脾胃消化功能不好，俗称"气得吃不下饭"。这里面体现的就是，肝属木，脾胃属土，木克土，木（肝）火过旺就会对土（脾胃）克伐过度，从而影响脾胃的消化，身体就会出现胃脘胀痛、纳呆嗳气、腹痛泄泻的症状。治疗

这种胃痛时就要从"清泻肝火"入手，称为"抑木扶土法"。

同样的例子还有：改善过敏体质时，要注意调理脾胃。因为过敏多表现为呼吸道症状和皮肤起疹子。肺属金，主司呼吸和皮毛，而脾胃属土，土能生金，通过调理脾胃可以很好地改善过敏体质。这种治疗方法，中医称为"培土生金法"。

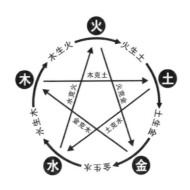

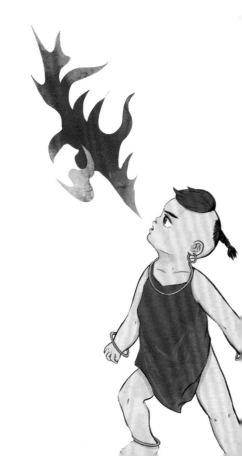

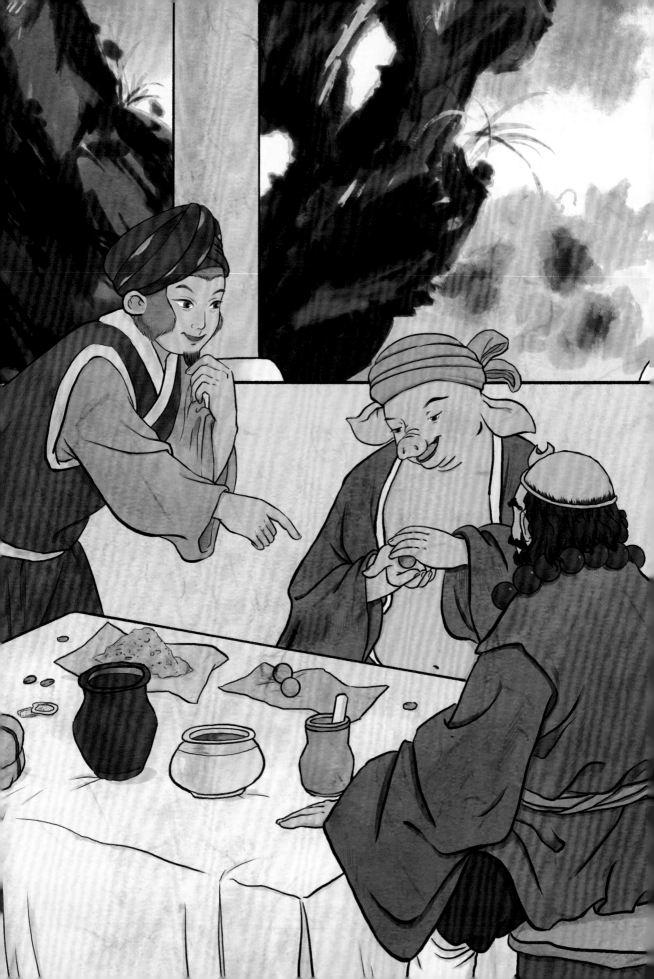

《西游记》之行医朱紫国
——乌金丹里的秘密

光阴飞逝，转眼又是一个暑天。这一日，唐僧师徒四人来到朱紫国中。唐僧整顿衣装，径奔朝堂，倒换官文，留下三个徒弟在会同馆中准备斋饭。沙僧苦于既无蔬菜，又无油、盐、酱、醋，悟空便诳了八戒前去集市采买。

集市热闹非常，只见无数人喧嚷，八戒见状，怕闯出祸端，便不再前去，悟空便让他在此等候，自己去买调料。

悟空走了没两步，挤进一处人群，抬头一看，却是一张皇榜贴在墙上，上面写道：

"朱紫国王谕：寡人近因国事不祥，沉疴伏枕，日久难愈。本国太医院屡选良方，未能调治。今出此榜文，普招天下贤士。如能治愈寡人，愿将社稷平分。"

悟空看罢，心中暗喜，便朝那皇榜吹了口气，立时起了一阵旋风，把人都惊散。他又施了个隐身法，揭了皇榜，偷偷塞进八戒怀里。可叹那呆子竟毫无察觉。

且说众人见一阵风过后没了皇榜，个个十分惊悚。忽然看见八戒怀中露出个纸边儿，便一拥而上，连呼"神医"。

八戒一时不明就里，将怀中纸张展开一看，立刻猜到是孙悟空干的好事，愤愤道："你们不知道，这榜是我师兄孙悟空揭的，他暗暗揣到我的怀里，自己溜了！"说罢便带着众人径直来到会同馆。

众人走到门口，正听见悟空和沙僧说那偷揭了皇榜的事儿，说得甚有滋味。

八戒上前扯住悟空："你倒会做人呐，说是带我去买吃的，原来是骗我！还弄个什么皇榜揣在我怀里，你可真是个好师兄！"

悟空看了随八戒而来的守榜官，也不隐瞒，笑嘻嘻地说："这榜是俺揭的，俺有手段药到病除！"

官员闻言大喜，连忙去向国王禀告。

国王听说有人揭了皇榜，心中十分欢喜，下令众臣前去会同馆，以君臣之礼迎接孙神医入宫。

悟空装扮成当地医者模样，还在颌下粘了三缕山羊胡子。让八戒扮作医童，二人大摇大摆地进了皇宫。却不料刚一露面，那毛脸雷公嘴的模样就先把国王吓晕了过去。

众人手忙脚乱地扶国王到屋里休息。悟空却十分不悦，鼻孔朝天道："这医门理法，需对患者望、闻、问、切。现在患者拒不就医，就是神仙也治不好他呀！"

国王有心让悟空看病，只是害怕他的模样，不敢相见。悟空笑道："你见不得生人面也不打紧，我会悬丝诊脉。"

悟空将三根毫毛变作三根金线，一端交给内侍官，让他拿进屋里去系在国王的手腕上，自己则在屋外拿捏着另一端。

诊了一会儿脉象后，悟空身子一抖，把金线收上来，朗声道：

"陛下，你的脉象、病情，俺老孙已经尽知了！"

"诊此贵恙，是一个惊恐忧思，号称'双鸟离分'之症。"悟空捻着假胡须，摇头晃脑，俨然一副世外高人的模样，"陛下，双鸟暂时离分，必有重逢之日，千万放宽心哪！"

那国王听后满心欢喜，高声道："神医指下明白，果是此症，那就请快快用药吧！"

该用什么药呢？

"不必开列药方，见药就抓！"孙悟空随口说道。

"啊？"内侍官的眉毛差点挑上天，"药有800多味，岂有全用之理？"

悟空心中暗笑，面上却故作高深，正声道："古人曰'药不执方，合宜而用'，快去抓来。"

傍晚时分，2 400多斤药材抬进了会同馆，八戒和沙僧都蒙了。悟空却笑着说："我就是叫那国王难识我神妙之方！"

等到半夜，四下无人，悟空拿了个碗递给八戒："你取大黄一两，碾成细末。"

沙僧接话道："大师兄，这大黄味道很苦，药性又寒，通腑泻下的作用非常强，是药中'将军'。那国王久病之下必然体弱，用大黄怕是不妥吧？"

悟空笑着解释说："贤弟有所不知，大黄能利痰顺气，涤荡肚中凝滞的热气。你别管我，去取一两巴豆来，把壳去掉，把内层的膜也剥去，捶碎了把油也去掉，余下的碾成细末拿来。"

这回沙僧没再吭声，八戒却叫了起来："哥哥，这巴豆有毒啊！巴豆是大热的药，药性猛烈，是药中能斩关夺门的大将，可不能随便用哩！"

悟空听了，依旧笑着说："贤弟，你也不知，巴豆能去腹内寒积停滞，能治心膨水胀。沙师弟，快快制来，我还需其他药配来同用！"

听悟空如此自信满满，八戒和沙僧也不再多言，很快就将两味药物炮制妥当。

"大师兄，还用哪几十味？"

"不用了。"

八戒闻言，袖子一甩，一屁股坐在堆积如山的药包上，咧嘴笑开了："我说猴哥啊，2 000多斤药，就用了这2两，这不要人玩儿吗？"

悟空也没搭话，反手递给他一个花瓷盏子："再去取些锅底灰来！"

"锅底灰？要那做啥？"八戒一愣。

"自然是配药用。"

"大师兄，师弟我从没听过锅底灰也能入药啊！"这回别说八戒，就连沙僧也是一脸蒙。

"你不知道，这锅底灰又名'百草霜'，能治百病啊！快去吧！"

不一会儿，八戒便刮了半盏锅底灰回来，不料悟空又给他一个瓷碗，让他再去接半碗马尿来。真不知道这是哪里的仙方。

三人用马尿，把先前的药末儿搅和在一起，搓了3个核桃大小的药丸，并收在一个小盒里。

于是，大名鼎鼎的"乌金丹"便炼制成功了。

第二天，悟空将乌金丹交给内侍官，让国王就着老龙王降下的无根之水服用。不多时，国王便腹中肠鸣，泻出一团团污物，顿时神清气爽、精神振奋。

然而，身体上的病已除，心中的忧思却难解。提及这病的根源，国王又是一声长叹。

名著原文

行者道："你将大黄取一两来，碾为细末。"

沙僧乃道："大黄味苦，性寒无毒，其性沉而不浮，其用走而不守，夺诸郁而无壅（yōng）滞（堵塞），定祸乱而致太平，名之曰'将军'。此行药耳，但恐久病虚弱，不可用此。"

行者笑道："贤弟不知，此药利痰顺气，荡肚中凝滞之寒热。你莫管我，你去取一两巴豆，去壳去膜，捶去油毒，碾为细末来。"

八戒道："巴豆味辛，性热有毒，削坚积，荡肺腑之沉寒，通闭塞，利水谷之道路，乃斩关夺门之将，不可轻用。"

行者道："贤弟，你也不知，此药破结宣肠，能理心膨水胀。快制来，我还有佐使之味辅之也。"

他二人即时将二药碾细道："师兄，还用哪几十味？"

行者道："不用了。"

八戒道："八百八味，每味三斤，只用此二两，诚为起夺（要弄，和人开玩笑）人了。"

行者将一个花磁盏子，道："贤弟莫讲，你拿这个盏儿，将锅脐灰刮半盏过来。"

八戒道："要怎的？"

行者道："药内要用。"

沙僧道："小弟不曾见药内用锅灰。"

行者道："锅灰名为百草霜，能调百病，你不知道。"

——《西游记》第六十九回　心主夜间修药物　君王筵上论妖邪

文见中医

中药的"药性"与"毒性"

本节故事中，孙悟空要用大黄和巴豆入药，猪八戒和沙僧分别提出了质疑：大黄药性峻烈，巴豆有毒，真的能配进药方里吗？

中医认为，人之所以生病，是因为体内的阴、阳出现了"偏盛"或"偏衰"，而药材的本身有着寒、热、温、凉的"偏性"，用药物的"偏性"来纠正人体的阴阳偏性，就是中医治病的原理。

中药的种种"偏性"便是它的"药性"。在古医书中，药性也被称为"毒性"，中药也被称作"毒药"，因此民间有"是药三分毒"的俗语。

一味药能否配入方剂并医好患者，并不单单由药材本身决定，而是要看此药的"药性"是否可以纠正患者身体的阴阳偏性。正所谓"君之蜜糖，我之砒霜"，同一味药物对不同的人所起到的作用，可谓天差地别。

如人参，能大补元气，是一味十分名贵的中药材，对体虚气弱的人有很好的补益作用。但是对体内有实热的人而言，吃人参却会引发流鼻血，甚至中毒。

再如朱砂，本身有毒，组方配伍后的朱砂安神丸却能给心悸失眠的人带去一夜好眠。

由此可知，中药里没有绝对的补药和毒药。用对了，砒霜也能救人；用错了，人参亦是毒药。

而且，在药物组成方剂的过程中，医生还会通过炮制、配伍等方法来减轻毒性、增强药效。

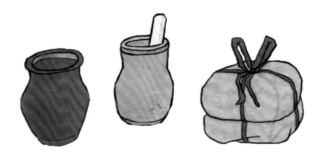

体验神奇的"脉象"

本节故事中，孙悟空用"悬丝诊脉"的方法探查出朱紫国国王的病根所在，听起来十分神奇。这里的"悬丝诊脉"就是夸张版的中医"脉诊"。

脉诊属于中医四诊望、闻、问、切中的"切诊"。诊脉时，医者需要三指指端平齐，手指略呈弓形倾斜，与受诊者体表约呈45°，使指腹紧贴于脉搏搏动处。

诊脉时，医者手指下的感觉便是"脉象"，是被诊者身体状态最真实的反映。

中医将人的一呼一吸称为"一息"。古时候没有手表这种计时工具，医者要呼吸自然、均匀，用自己一呼一吸的时间去计算受诊者脉搏的至数（跳动的次数）。

下面就为大家介绍几种日常生活中常见的脉象。

1. 平脉：是正常人的脉象，表现为一息四至，从容和缓、流利有力，脉律整齐、有力柔和，尺脉有力、沉取不绝。

2. 沉脉：手指搭在腕部，不容易感觉到脉动，需要用力向下按取才能感觉到脉搏。可见于身体虚弱的人。

3. 浮脉：手指轻轻搭在腕部即可感觉到明显脉动，重按之下脉动力道稍减。可见于外感表证，如因感染风寒或风热邪气而感冒、咳嗽时。

4. 数（shuò）脉：脉率快，一息五至以上，相当于每分钟脉搏 90 次以上。可见于体内有热的情况，如发热时或剧烈运动后。

5. 弦脉：手指下的感觉就像按在古琴绷紧的琴弦上一样。可见于肝火旺、经常发脾气的人，以及有胆囊疾病的人和正在遭受疼痛的人。

大家尝试在日常生活中体会这些神奇的脉象吧！

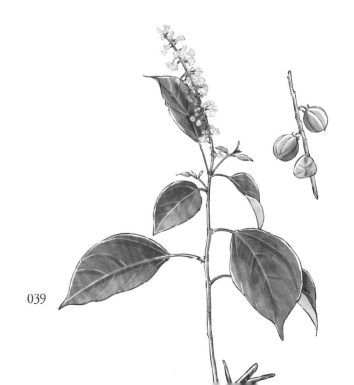

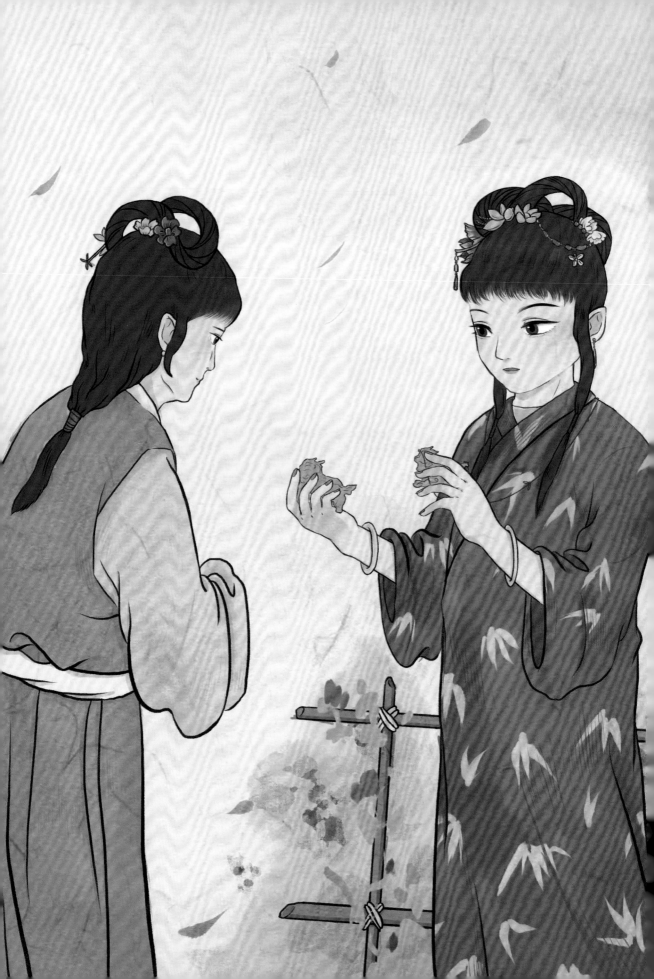

《红楼梦》之赏花论阴阳

——神秘的阴阳理论

这一日，史湘云来到贾府，向贾母请安问好，又同众姐妹玩闹了一番，便在大观园中闲逛，只留丫鬟翠缕随身服侍。

翠缕望见池中荷花含苞，便问道："这荷花怎么还不开？"

湘云说："时候没到。"

翠缕说："这也和咱们家池子里的一样，也是楼子花。"

湘云笑笑说："他们这个，还不如咱们的呢。"

翠缕想起什么似的，兴奋道："他们那边有棵石榴，接连四五枝，真是楼子上起楼子，这也难为它长了。"

湘云倒不奇怪，解释说："这花草也是同人一样的，气脉充足，长得就好。"

翠缕把脸一扭，说道："我才不信呢，花草要是和人一样，我怎么就不见有人头上再长出一个头来？"

湘云听了，不由得一笑，说道："你这个人啊，我就说你不用说话，你偏喜欢说，听听你说的这话，要我怎么接才好？"

翠缕望着湘云，一脸懵懂。

湘云说："这天地间的万物，都是由阴阳二气所生，或正或邪，或奇或怪，千变万化，都是阴阳顺逆。多少一生出来，人罕见的就奇，终究理还是一样的。"

翠缕接口道："按姑娘这么说，从古至今，开天辟地，就都是些阴阳了？"

湘云笑道："糊涂东西，越说越不像话，什么都是些阴阳？难道还有好多个阴阳不成？'阴''阳'两个字其实就是一个字，此消彼长，阳尽了就变成阴，阴尽了就变成阳。可不是阴尽了又有个阳生出来，阳尽了又有个阴生出来。"

翠缕绞着帕子："姑娘这说得跟绕口令似的，真是糊涂死我了。阴阳是什么？没影没形的。我只问姑娘，这阴阳长成什么样？"

湘云道："阴阳哪儿有什么样？不过是个气，让器物赋了形。比如，天是阳，地就是阴；水是阴，火就是阳；日是阳，月就是阴。"

翠缕听了，笑道："这我就明白了，难怪人们都管日头叫'太阳'，那算命的管月亮叫什么'太阴星'，就是这个理了。"

湘云说："阿弥陀佛，刚刚的明白了。"

却不料翠缕又冒出疑问来："这些大东西有阴阳也就罢了，难道那些蚊子、跳蚤、蠓虫儿、花儿、草儿、瓦片儿、砖头儿也有阴阳不成？"

湘云顺手撷过一片树叶，说道："怎么没有？就是这一片小小的树叶，也分阴阳呢。你瞧，那边儿向上朝阳的就是阳，这边儿朝下背阴的就是阴。"

翠缕听了，点头道："原来是这样，我可算是明白了。"随后又举起手中的团扇，道："姑娘说咱们这手里的扇子，又怎么分阴阳呢？"

湘云说："正面儿就是阳，反面儿就是阴。"

翠缕又点头笑了，还要找几样东西问，但一时间也想不出个什么来，猛然低头，就见湘云宫绦上系着的金麒麟，便提起来，笑道："姑娘，这个难道也有阴阳？"

湘云回答说："走兽飞禽，雄为阳，雌为阴；牝为阴，牡为阳，怎么没有呢！"

翠缕追问道："那姑娘这个是公的还是母的？"

湘云说："这我就不知道了。"

静默了片刻，翠缕忽然说："这也奇了，怎么什么东西都有阴阳，咱们人倒没有阴阳呢？"

湘云闻言，脸色一变："呸呸呸，下流东西！好好走你的路吧。越问越问出好的来了。"

翠缕却不以为忤，笑着说："这有什么不能告诉我的呢。我也知道了，难不倒我的。"

湘云笑道："你知道什么？"

翠缕说："姑娘是阳，我就是阴。"

听完，湘云拿手帕子捂着嘴，呵呵地笑了起来。

翠缕不解："我说对了，姑娘反倒笑成这样。"

湘云依旧捂着嘴，频频点头："很对，很对。"

翠缕一本正经地说："人家说主子为阳，奴才为阴。我连这个大道理也不懂得吗？"

湘云笑道："你很懂得。"

主仆二人一面说，一面走，刚到蔷薇架下，就见地上躺着一件金晃晃的东西。

湘云说："你瞧那是谁掉的首饰？"

翠缕听了，连忙上前拾起来，在手里攥着，笑道："可分出阴阳来了。"说着，就拿史湘云的麒麟瞧。

湘云见她举止怪异，愈发好奇。

翠缕将手一撒，笑道："姑娘请看。"

湘云举目一验，却是文彩辉煌的一个金麒麟，比自己佩的又大又有文彩。湘云伸手擎在掌上，只是默默不语。

名著原文

翠缕道："这糊涂死了我！什么是个阴阳，没影没形的。我只问姑娘，这阴阳是怎么个样儿？"湘云道："阴阳可有什么样儿，不过是个气，器物赋了成形。比如天是阳，地就是阴；水是阴，火就是阳；日是阳，月就是阴。"翠缕听了，笑道："是了，是了，我今儿可明白了。怪道人都管着日头叫'太阳'呢，算命的管着月亮叫什么'太阴星'，就是这个理了。"湘云笑道："阿弥陀佛！刚刚的明白了。"翠缕道："这些大东西有阴阳也罢了，难道那些蚊子、虼蚤、蠓虫儿、花儿、草儿、瓦片儿、砖头儿也有阴阳不成？"湘云道："怎么有没阴阳的呢？比如那一个树叶儿还分阴阳呢，那边向上朝阳的便是阳，这边背阴覆下的便是阴。"翠缕听了，点头笑道："原来这样，我可明白了。只是咱们这手里的扇子，怎么是阳，怎么是阴呢？"湘云道："这边正面就是阳，那边反面就为阴。"翠缕又点头笑了，还要拿几件东西问，因想不起个什么来，猛低头就看见湘云宫绦上系的金麒麟，便提起来问道："姑娘，这个难道也有阴阳？"湘云道："走兽飞禽，雄为阳，雌为阴；牝为阴，牡为阳。怎么没有呢！"翠缕道："这是公的，到底是母的呢？"

湘云道："这连我也不知道。"翠缕道："这也罢了，怎么东西都有阴阳，咱们人倒没有阴阳呢？"湘云照脸啐了一口道："下流东西，好生走罢！越问越问出好的来了！"翠缕笑道："这有什么不告诉我的呢？我也知道了，不用难我。"湘云笑道："你知道什么？"翠缕道："姑娘是阳，我就是阴。"说着，湘云拿手帕子握着嘴，呵呵的笑起来。翠缕道："说是了，就笑的这样了！"湘云道："很是，很是。"翠缕道："人规矩主子为阳，奴才为阴。我连这个大道理也不懂得？"湘云笑道："你很懂得。"

——《红楼梦》第三十一回　撕扇子作千金一笑　因麒麟伏白首双星

阴阳与中医

故事中史湘云和翠缕的这番对话，可谓给"阴阳理论"做了一个十分详细而通俗的解释。

说起阴阳，有些人就会想到"算命先生"和"迷信"，这真是天大的误会。

"阴"和"阳"是我国古代哲学的一对概念，最初的含义很朴素，就是表示阳光的向、背——向着太阳为阳，背对太阳为阴。

因为朝向太阳的一面比较光明和温暖，背向太阳的一面则比较黑暗和寒冷，古代哲学家就将阴和阳的概念进行了引申，将天地、上下、日月、昼夜、水火、升降、动静、内外、雌雄等既有关联又属性对立的事物和现象都用阴和阳来概括。

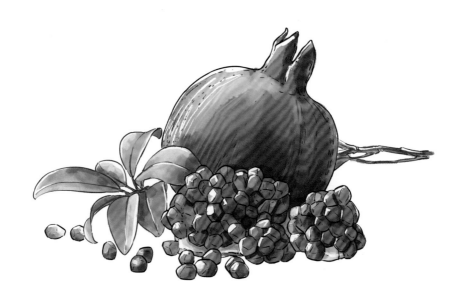

阴阳学说认为天地万物都是阴阳二气交合感应的结果，就像有了天降的雨露和肥沃的土壤，种子才能生根发芽一样。阴阳不是静止不动的，而是处于动态的消长平衡中。如果一方过于强盛了，就会"物极必反"。就像一年四季冷暖渐变，最寒冷的日子过后，温暖就会慢慢到来，而不是一直冷下去。阴阳双方互为存在的条件，谁都不能离开对方而单独存在。就像如果没有了白天，"黑夜"这个概念就无从谈起了。

将阴阳学说应用于医学，是从春秋时期开始的。医家们用阴阳说明人体的组织结构。例如，后背为阳，腹部为阴；身体外侧为阳，内侧为阴。所以循行于背部和身体外侧的经脉被称为"阳经"，循行于胸腹部和身体内侧的经脉被称为"阴经"。

阴阳学说还用于概括人的生理功能和说明人的病理变化。

人体的物质基础属阴，而生理功能活动属阳，二者相互依存，协调运作。功能活动（阳）的产生，必然要消耗一定的营养物质（阴），而营养物质（阴）的化生，又必须依赖于脏腑的功能活动，并消耗一定的能量（阳）。

正常情况下，人体的生理活动和营养物质的供应呈现动态的平衡协调，称为"阴平阳秘"。而一旦这两者之间的平衡被打破，如过度劳累、营养供给不足，或者太过安逸、营养供给过剩，则会发生疾病。

因此，中医治病，也可以理解为是调整人体阴阳达到动态平衡的一门学问。

顺应自然界阴阳变化，合理作息

人作为大自然的一部分，要想生活得健康，就要顺应自然规律。大自然日升月落的规律，正是一天中阴阳二气消长变化的体现。

我们如果将一天按照阴阳划分，那么白天属阳，夜晚属阴。

早晨随着太阳的升起，自然界的阳气开始充盛，人体的生命力亦是如此。因此，我们在清晨锻炼身体，就是通过运动的方式激发体内的生命力，与大自然的阳气升腾相适应。

白昼的上午，是阳中之阳，此时我们的思维最为灵活，记忆力也最好，所以需要大脑活跃、积极思考的理科课程通常都会安排在上午。

白昼的下午，是阳中之阴，此时天地间的阳气已经渐渐向地下收敛，我们的心情会比较平静，甚至有些倦怠，一般需要静心学习的文科课程和自习课通常安排在下午。

夜幕降临，阳气收于地下，此时我们的"活力"也收敛于体内，我们会感到疲惫、困倦，配合我们积极工作了一天的五脏六腑也在渴望着休息，因此需要及时进入睡眠状态，入睡时间不得晚于 23 点。

如果此时你还在熬夜，那么身体的阳气就不能收于体内得到休息，而是会苦苦支撑、不断消耗、后继乏力。时间久了就会出现健康问题。

我们为什么要在清晨起床？为什么不能熬夜？现在，你明白了吗？

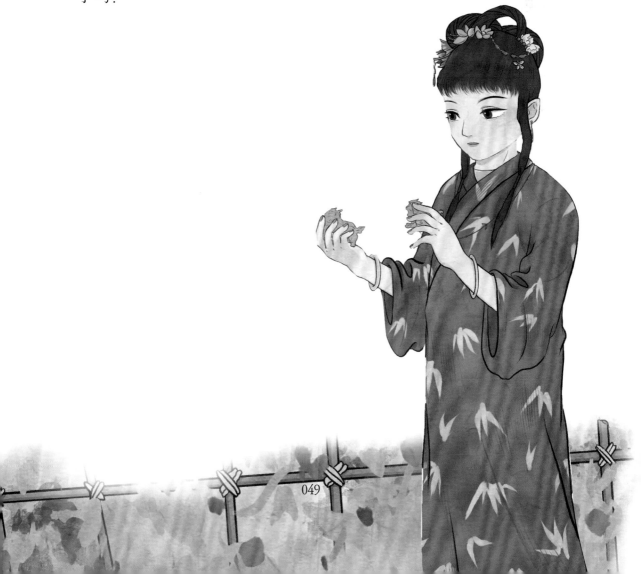

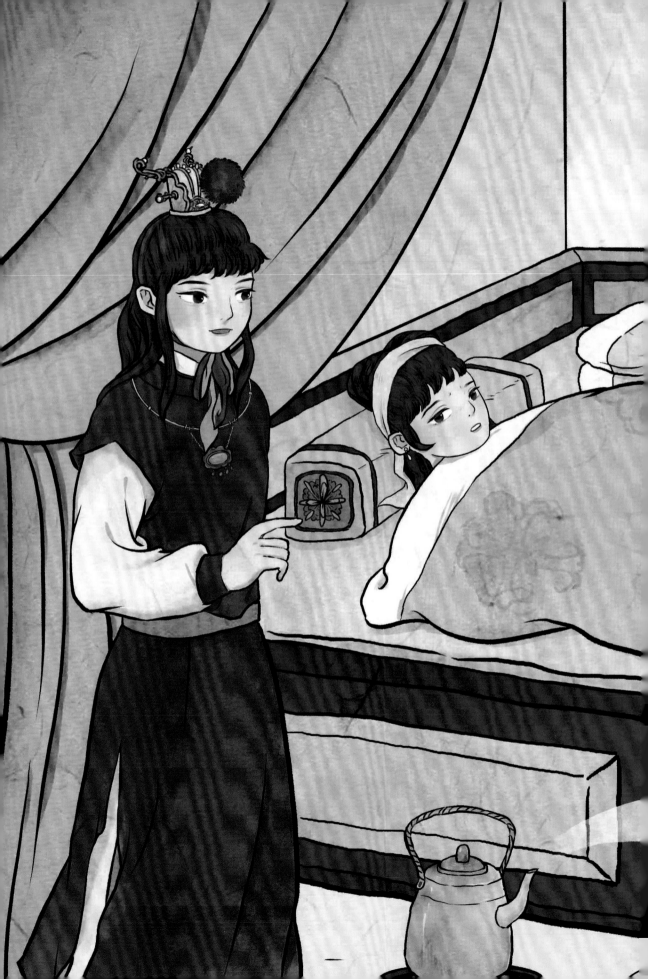

《红楼梦》之真假虎狼药
——辨证论治很重要

冬天白日短，不觉又到了吃晚饭的时间。突然有人来报，说袭人的母亲病重。王夫人命凤姐安排送袭人回去看看。

袭人走后，凤姐安排晴雯和麝月在屋内侍候宝玉。

晚上，麝月放下帘子，点上香，服侍宝玉睡下后，她和晴雯才去睡觉。晴雯睡在熏笼上，麝月睡在暖阁外边。

半夜里，宝玉在梦中喊"袭人"。喊了两声，无人答应，自己便醒了，才想起袭人不在家，也觉得好笑起来。

晴雯先醒来，又叫醒麝月。麝月忙起来给宝玉倒茶。三人一起吃了茶，麝月想去外面走走，晴雯笑着吓她："外头有个鬼等着你呢！"

宝玉说："外头自然有大月亮的，不用怕，我们说话，你只管去。"

麝月开了后门，掀起毡帘一看，果然一片银白光亮。晴雯等她出去，便想吓她一把。仗着自己素日里比别人气壮，不怕寒冷，也不披大衣，只穿着小袄，便蹑手蹑脚地下了熏笼，朝后门走去。

宝玉笑着劝她："你穿这么少，冻着可不是玩儿的。"

晴雯冲他摆摆手，出了房门，忽然一阵风吹过，只觉得凉气透骨，不禁毛骨悚然，心下暗想：难怪人说热身子不能吹风，这一冷果然厉害。她正要吓唬麝月，却听见宝玉高声在屋里面喊道：

"晴雯出去了。"

晴雯忙回身进来，笑道："哪里就吓死她了？偏你要婆婆妈妈的。"

宝玉笑道："我倒不是怕你吓坏了她。只是第一，你冻着也不好；第二，她不防备，被你一吓，尖叫起来，万一惊醒了别人，不说咱们是闹着玩儿的，反而要说袭人才离开了一夜，你们就见神见鬼的。你来，把我这边的被掖一掖。"

晴雯一想，觉着有理，便上来掖了掖被。当晴雯伸手进去时，宝玉笑道："你手真冷，我就说看冻着你吧。"一面又见晴雯两腮如胭脂一般，用手摸了摸她的脸，也觉得冰冷，宝玉说："快进被里来暖暖吧。"

宝玉话音未落，就听见"咯噔"一声门响，麝月慌慌张张地笑着进来，说道："可真吓了我一大跳。黑影子里，山石后头，只见一个人蹲着。我才要叫喊，原来是个大锦鸡！"她一边说一边洗手，又笑着问："晴雯出去了，我怎么没见到？她一准儿是吓我去了！"

宝玉笑着说："这不是她么，在这里暖着呢！要不是我喊得快，可真要吓你一跳了。"

晴雯也不服气，笑着说："都不用我吓你，你自个儿还不是一惊一乍的？"

麝月看着晴雯的打扮，奇道："你就穿这些跑出去了？"

宝玉笑着接道："可不是嘛。"

麝月咋舌："作死也不挑好日子！你出去站站，看不冻掉了一层皮。"说着又往火盆上拢了两块香，重新剔了灯，三人才又睡了。

晴雯因为刚才受了冷，现在又一暖，不禁打了两个喷嚏，第二天起来，便觉得鼻塞声重，懒得动弹。

富贵人家忌讳丫鬟生病，一旦生了病就要被送出去先住着，病愈后才能回来。宝玉担心晴雯被送出去，便传了一个大夫悄悄从后门进来给她瞧病。

那大夫诊了一会儿脉，起身到外间向嬷嬷们说道："小姐这病是外感了风寒，内有食积。近日时气不好，就算是个小伤寒。幸亏小姐素日里饮食有限，风寒也不大，不过是血气本来就虚弱，偶尔沾带了些，吃两剂药疏散疏散就好了。"说着就随婆子们出去了。

大夫开了药方，嬷嬷们拿进屋给宝玉看。宝玉仔细一看，上面有紫苏、桔梗、防风、荆芥等药，后面又有枳实、麻黄，脸色立刻难看起来。

宝玉正色道："该死该死，他拿着女孩儿们也像我们一样地治，这怎么行？管她有什么食积，像枳实、麻黄这样的猛药，女孩儿家怎么禁得住？这大夫是谁请来的？赶紧打发他走，再请一个熟的来！"

不多时，茗烟果然请了常给贾母看病的王太医来，为晴雯诊了脉后，说的病症和前面那位大夫说的差不多，只是开的方子上果然再没有枳实、麻黄，倒是加了些当归、陈皮、白芍等，药的分量也比之前减轻了很多。

宝玉高兴地说："这才是女孩儿们用的药，虽然疏散也不可以太过。去年我病了，也是伤寒外带食积，他瞧了还说我经不起麻黄、石膏、枳实等虎狼药。我和你们一比，就像那野坟圈子里长了几十年的一棵老杨树，你们就像那才开的白海棠，连我都经不起的药，你们如何经得起？"

麝月等都觉得他的比喻不甚妥当，便你一言我一语地论了起来。此时，老嬷嬷已经取了药来，宝玉命人把煎药的银吊子找了出来，就在火盆上煎。

晴雯说："让他们去茶房里煎，不要弄得一屋子药气。"

宝玉却说："药气比一切花香、果子香都要雅致。我这屋里各色香都齐了，就只少药香，如今恰好全了。"

宝玉嘱咐妥当后便到贾母处请安吃饭，因心里记挂着晴雯的病，早早地又回了园子。进到屋里时，只闻满屋药香，却只有晴雯一人躺在炕上，脸烧得通红，又摸了一摸，只觉得烫手。宝玉忙在炉子上把手暖热，又伸进被窝里去摸了摸，身上也是火烧。

宝玉问："麝月去哪儿了？"

晴雯说："平儿找她鬼鬼祟祟地说些什么，也不让我知道。"

宝玉笑晴雯多心，还笑着说："我从后门出去，到那窗根儿下听听说了些什么，回来告诉你。"说着果然从后门出去，到窗下潜听。

原来平儿丢失了一个金镯子，宝玉房里的宋嬷嬷在丫鬟坠儿处发现了，送了过去，平儿过来让麝月留心着点儿，等袭人回来，找个理由把坠儿打发出去。

两人又说晴雯是个火暴脾气，要是告诉了她，忍不住一时气了，或打或骂，嚷嚷出来让别人知道就不好了。

宝玉听得又惊、又气、又叹，回到房中，便将此事告诉了晴雯。晴雯听了，果然气得凤眼圆睁，立即就叫坠儿，宝玉又是一顿安抚，才暂时放下。

到晚上，晴雯又服了一次药，夜间虽然出了些汗，但并没有什么用，依旧是发热、头痛、鼻塞、声音闷重。第二天王太医又来看诊，调整了药方，服下后虽然稍微地退了热，仍是头痛。

名著原文

那大夫方诊了一回脉，起身到外间，向嬷嬷们说道："小姐的症是外感内滞，近日时气不好，竟算是个小伤寒。幸亏是小姐，素日饮食有限，风寒也不大，不过是血气原弱，偶然沾带了些，吃两剂药疏散疏散就好了。"

……

宝玉看时，上面有紫苏、桔梗、防风、荆芥等药，后面又有枳实、麻黄。宝玉道："该死，该死！他拿着女孩儿们也像我们一样的治，如何使得？凭他有什么内滞，这枳实、麻黄如何禁得？谁请了来

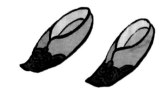

的？快打发他去罢！再请一个熟的来。"

......

一时，茗烟果请了王太医来。先诊了脉，后说病症，与前相仿，只是方上果没有枳实、麻黄等药，倒有当归、陈皮、白芍等药，分两较先也减了些。宝玉喜道："这才是女孩儿们的药，虽然疏散，也不可太过。"

——《红楼梦》第五十一回　薛小妹新编怀古诗　胡庸医乱用虎狼药

文见中医

什么是"辨证论治"

本节故事里面，晴雯生病，宝玉却否定了胡大夫为她开的药方，你觉得他"否"得对吗？

当然不对！因为宝玉并不知道"辨证论治"四字。

辨证论治是中医诊断和治疗疾病的主要手段。其中，"辨"是"分辨"，"证"是"证型"。证型包括四个方面，即疾病的原因、属性、部位和邪正关系。"辨证论治"就是通过望、闻、问、切的诊法判断出疾病的原因、属性、部位和邪正关系，从而给予治疗的方法。

用晴雯的病举例：

疾病的原因：冬夜外出，衣衫单薄（外感）。

疾病的属性：受凉（风邪、寒邪）。

疾病的部位：手冷，面颊冷（在表）。

邪正关系：仗着自己素日里比别人气壮，不怕寒冷（正气不虚），第二天鼻塞声重（邪气盛）。

总结下来，晴雯的证型应当是外感风寒表实证（风寒感冒）。同时胡大夫还察觉出晴雯"内有食积"，因此他使用了能驱散风寒的麻黄、荆芥等，又用了能消积导滞的枳实，辨证准确，处方并没有问题。

然而，坏就坏在宝玉不懂医理，单纯地认为麻黄、枳实是"猛药"，不能给女孩用。最终在宝玉的要求下，相熟的王太医又过来诊了脉，开出了一个让宝玉满意的方子。

可药效如何呢?

晴雯的一个小小感冒，在"精心治疗"下反倒迁延起来。

由此可见，普通人千万不要凭着自己一知半解的知识去干涉医者的处方，而医者也绝不能为了"五斗米"而丢了"辨证论治"的原则啊！

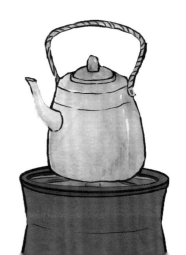

四类感冒的不同处理方法

感冒是一年四季都会发生的疾病，在中医眼里也分很多种。

秋冬季节吹了冷风，夏天吹多了空调，都会因为感受"风邪"和"寒邪"患上"风寒感冒"。

夏天吹了热风，初秋太过干燥，容易患上"风热感冒"。

入暑后湿气重，过食冷饮或腹部受凉，容易患"暑湿感冒"。

长时间熬夜、过度劳累会损伤人体的"正气"，得上"气虚感冒"。

一个小小的感冒，名堂真不少。辨证论治是关键，不能一概清热解毒！

风寒感冒时，患者会感觉非常怕冷，头疼，四肢关节酸痛，鼻塞或者鼻痒打喷嚏，流清水一样的鼻涕。如果看一下舌头，舌苔是白色的。这时，患者可以用手指搓风池、风门、肺俞和大椎穴直至发热，还可以用生姜、葱白、香菜煮水喝，或是用艾草煮水泡脚。

风热感冒时，患者会出现高热，头胀痛，脸红，咽喉干燥、疼痛，口干，舌边和舌尖发红。这时，可以在患者大椎穴、肺俞穴等穴附近刮痧，还可以用金银花、薄荷、葱白、豆豉煮水喝。

暑湿感冒时，患者会觉得身体酸困沉重，头昏脑涨，嘴里发黏，感觉口渴却不想喝水，没胃口，拉肚子，舌苔黏糊糊的并且微微发黄。对于这种感冒，藿香正气家族（藿香正气水、藿香正气口服液、藿香正气软胶囊）是不错的选择！

气虚感冒偏爱平时体弱的人，患者应对这种感冒时需要提高自身的正气，艾灸神阙穴（肚脐）和足三里穴对康复很有帮助。如果感冒的同时伴有食积，则要先消食化积，给感冒这把"火"来个"釜底抽薪"，然后再对症治疗。

小小的感冒治疗中蕴藏着大大的智慧，懂得"辨证"才是快速治愈的关键！

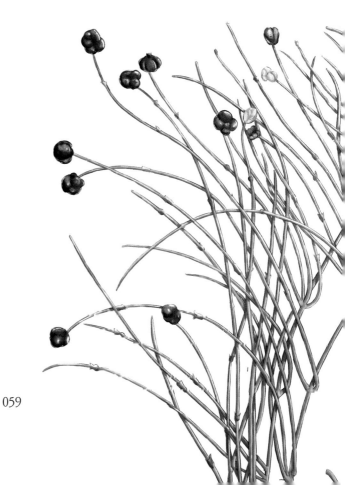

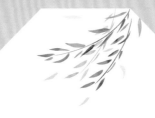

辑二
诗词里的中医

歌以咏志，乐以抒怀。文以载道，文以化人。

诗词，是文化，是历史，也是生活。

三千年前的诗歌，流传至今，记录着古人生活。

千百万首的诗词，包罗万象，丰富了中华文化。

诗词，有情感，有故事，也有中医。

不论是中医还是中药，皆可入诗，意境深远；

不管是治法还是疗效，均可填词，妙趣横生。

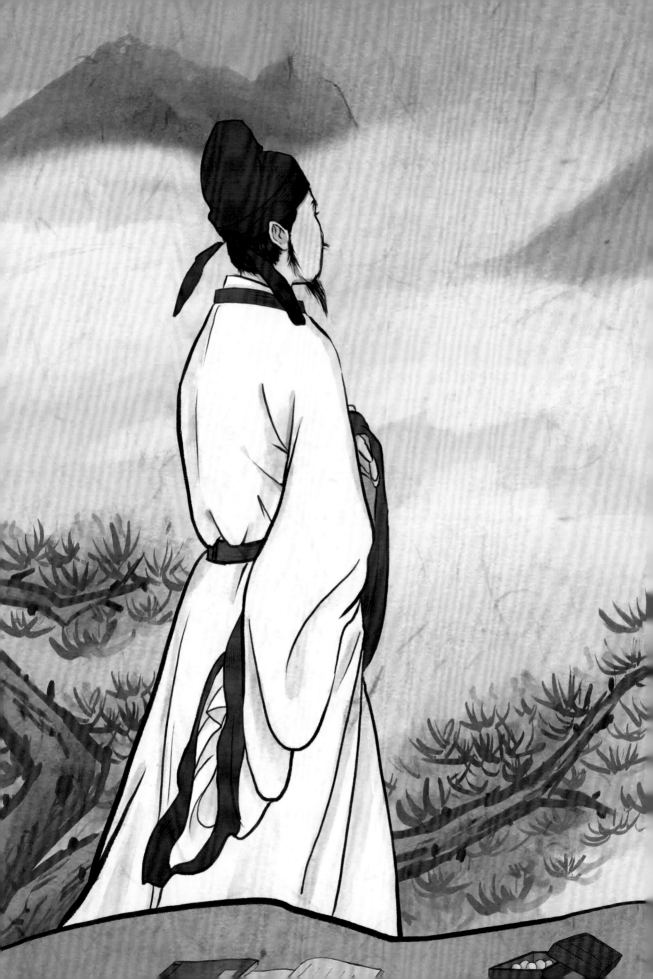

白居易：金篦治疗白内障

772年，距平定安史之乱已经近10年，这时唐朝已经由盛转衰，虽然社会已经稳定，但是社会经济发展水平已大不如前。

这年正月二十日，白居易出生于河南的一个"世敦儒业"的中小官僚家庭。但可悲的是，在他出生后不久，河南便发生了动乱，藩镇李正己割据河南10余州，战火烧得民不聊生。

幼年时期的白居易，跟着家人在战乱中过着颠沛流离的生活，见识了社会的满目疮痍和百姓的艰难困苦。他便开始刻苦读书，发誓要考取功名，为改变家庭的命运和拯救百姓而努力。

白居易读书十分刻苦，读得嘴里都生出了疮，手都磨出了茧子，才十五六岁头发就开始白了。

802年，30岁的白居易来到了长安，同年冬天参加了吏部举行的"书判拔萃科"考试，考中后，开始走上了仕途。

白居易曾先后担任盩厔县（今陕西西安周至县）县尉、江州（今江西九江）司马、忠州（今重庆市忠县）刺史、上柱国、中书舍人、杭州刺史、苏州刺史、秘书监、河南尹、同州（今陕西省大荔县）刺史、太子少傅、刑部尚书等职。

白居易一生忧国忧民，勤于政事和读书写作，一生创作了3 000多首诗，其代表作《琵琶行》《长恨歌》等经典作品得到了广泛传播和流传，对后世产生了深远的影响。

因为数十年如一日地刻苦读书写作，长时间地为政事操劳，白居易深受疾病困扰。在他的 3 000 多首诗中，有 400 多首是关于疾病的诗，约占了 13.3%。

白居易一生所患疾病的种类、数量之多，令人咋舌，包括眼病、肺病、足疮、脚外伤、中风、偏头痛等。

在这些疾病中，后人了解最多的是白居易的眼病。据考证，他约 40 岁以前就出现了眼病，一生受眼病困扰 30 多年，可谓是与眼病斗争了半生。

白居易的眼病包括"眼昏""眼痛""眼花"等。他曾在诗作《眼病二首》中，详细地写了自己患眼病及治疗的情况。

在第一首诗中，白居易向高僧和医生朋友们说：看空中时如同看见飘着纷纷乱乱的雪片，看东西时如同隔着一层纱，哪怕是晴天也感觉眼前一片雾蒙蒙的，不是春天也觉得眼前开了很多花。这是怎么回事呢？

高僧朋友告诉他：你的病情是因为操劳过度啊，是尘世的烦恼影响和损伤了你的眼睛。

医生朋友告诉他：你的病情是肝气不舒、肝血不足、疏泄失调或肝阳上亢、肝经风热等问题导致的，是因为肝脏出了问题引起了眼病。

很多方法都试过了，但是药物的效果甚微，佛法的力量也无济于事，眼病仍然没有痊愈。白居易感到很无奈。

在第二首诗中，白居易感叹道：我的眼病已经很久了，估计去除病根会很难啊。

在治疗过程中，医生都劝他早点戒酒，道士和僧人都劝他早点辞官回家休养。

为了治疗眼病，白居易自己也在研究眼科学著作《龙树论》（一说已失传，另一说也指古印度佛教大师龙树菩萨的著作），盒子里还经常放着一种治疗眼病的中药丸剂——决明丸备用。

但是，白居易尝试了各种药物治疗方法，都无济于事。后来，他接受了"金篦"疗法（金针拨障疗法），手术的效果让他大吃一惊。手术之后，自己眼前的异物感没有了，雾也没有了，终于又看到了大晴天，感受到了丽日当空、万里无云的美好景象！

后来，白居易又用两句诗写下了这种感受："万般灵药皆无效，金针一拨日当空。"白居易的这几句诗，对后世的影响也很大。

关于"金篦"疗法的效果，明代医家傅仁宇在《审视瑶函》中记载："不疼不痛渐昏蒙，薄雾轻烟渐渐浓，或见花飞蝇乱出，或如丝絮在虚空……日久既应全黑暗，时名内障障双瞳……灵药千般难得效，金针一拨日当空。"

仅在唐代和宋代，关于"金篦"的诗词就有数十首。唐代诗人杜甫在诗中说："金篦空刮眼，镜象未离铨。"唐代诗人刘禹锡在《赠眼医婆罗门僧》一诗中说："看朱渐成碧，羞日不禁风。师有金篦术，如何为发蒙。"唐代诗人李商隐在诗中说："约眉怜

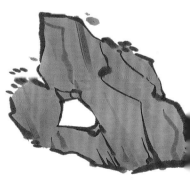

翠羽，刮目想金篦。"宋代诗人王灼在《题赵德修所藏孙太古尹喜传道图》一诗中说："细看尹喜磬折处，金篦刮膜见全天。"

唐代诗人杜牧在《樊川文集·上宰相求湖州第二启》中还记载了金针拨障术的具体操作情况："法以针旁入白睛穴上，斜拨去之，如蜡塞管，蜡去管明。"

这些记载说明，早在1 000多年前的唐代，金针拨障术已相当流行了，并且发展到了相当高的水平。

诗词原文

眼病二首

唐·白居易

散乱空中千片雪，蒙笼物上一重纱。

纵逢晴景如看雾，不是春天亦见花。

僧说客尘来眼界，医言风眩在肝家。

两头治疗何曾瘥，药力微茫佛力赊。

眼藏损伤来已久，病根牢固去应难。

医师尽劝先停酒，道侣多教早罢官。

案上谩铺龙树论，盒中虚撚决明丸。

人间方药应无益，争得金篦试刮看。

中医金针拨障术流传近两千年

《北史》的记载证明，在南北朝时期，金针拨障术就已经被古人所用了。

史料中大量出现"金篦术"的时期是在唐代，白居易、杜甫、刘禹锡、李商隐等人的诗作中，都出现过。杜牧的文集中，更是详细记载了其弟弟接受金篦术治疗眼疾的情况。这些都体现了唐代运用金篦术治疗白内障的流行程度。

到了宋代，最高医学教育机构"太医局"分为九科，其中就有"眼科二十人"。宋代官方编撰的医学巨著《太平圣惠方》总结了宋以前的成就和经验，规定了操作者的手术流程。

宋元时期，《秘传眼科龙木论》突出介绍了金针拨障术；《银海精微》详细记载了金针拨障术的前期准备、施针过程及术后恢复等内容。

明代医家傅仁宇的《审视瑶函》一书，对金针拨障术的记录有内障根源歌、针内障眼法歌、针内障后法歌、金针辨义、煮针法、麻醉法、拨内障手法、封眼法、开内障图等，而且对金针拨障术的方法步骤叙述得详细具体。

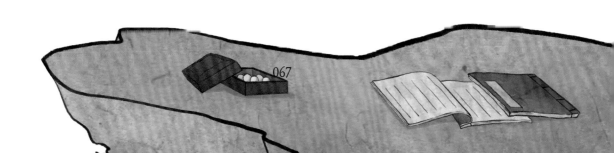

清代的医家黄庭镜所著的《目经大成》，将金针拨障术总结为审机、点睛、射覆、探骊、扰海、卷帘、圆镜、完璧八法，使得手术的操作更加规范化。

随着现代白内障手术越来越成熟，金针拨障术逐渐退出历史的舞台。

学学中医的护眼妙方

第一节：按揉攒竹穴。用双手拇指螺纹面分别按在眉毛内侧边缘凹陷处穴位上，其余手指自然放松，指尖抵在前额上。

第二节：按压睛明穴。用双手食指螺纹面分别按在两侧穴位上（内眼角偏上凹陷处），其余手指自然放松、握起，呈空心拳状。

第三节：按揉四白穴。先把左、右手食指和中指分别并拢对齐，再分别按压在两侧的眶下孔凹陷处，然后食指不动，中指和其他手指缩回呈握拳状，拇指抵在下颌凹陷处，其余手指自然握起，呈空心拳状。

第四节：按揉太阳穴、刮上眼眶。用双手拇指的螺纹面分别按在两侧太阳穴上，其余手指自然放松、弯曲。先用拇指按揉太阳穴。然后，拇指不动，用双手食指的第二个关节内侧，稍加用力从眉头刮至眉梢。

第五节：按揉风池穴。用双手食指和中指的螺纹面分别按在两侧穴位上（后颈部，后头骨下，两条大筋外缘陷窝中，相当于耳垂齐平），其余三指自然放松。

第六节：揉捏耳垂、脚趾抓地。用双手拇指和食指的螺纹面捏住耳垂正中的眼穴，其余三指自然并拢弯曲。用拇指和食指有节奏地揉捏穴位，同时用双脚全部脚趾做抓地运动。

操作时应始终闭眼，手法以眼部感觉酸胀为度，不要过分用力，防止压迫眼球。按摩结束后继续闭眼休息或向窗外望远片刻。一般来说，早、晚各做一次即可，但没有严格的时间限制，眼部疲劳时就可以做。

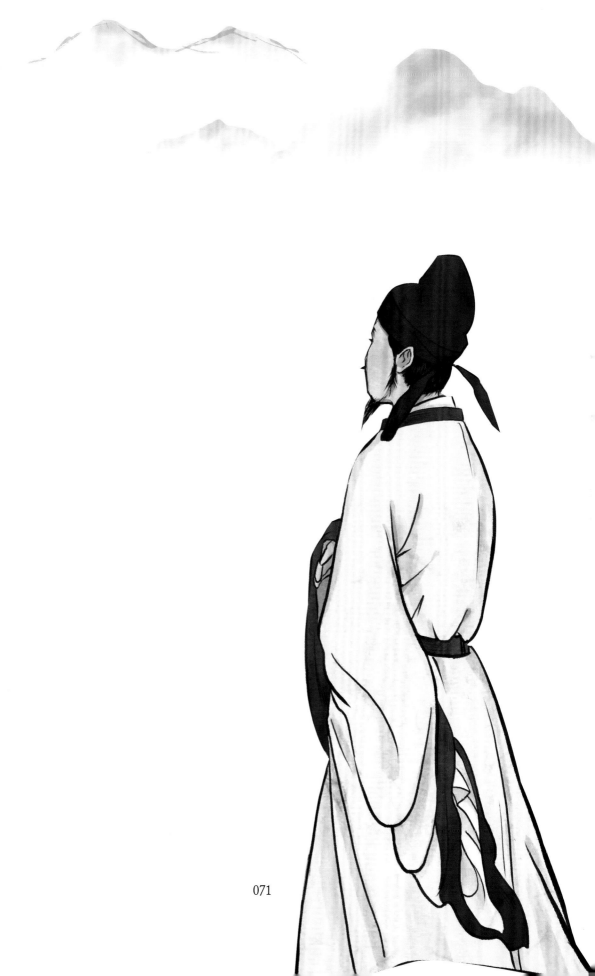

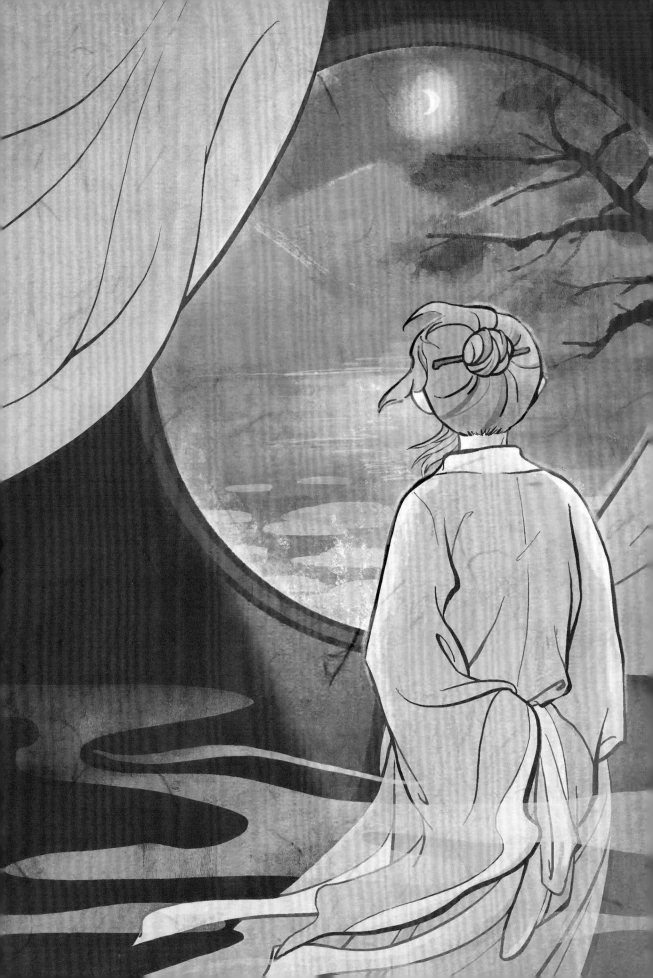

辛弃疾：药名填词寄相思

在南宋时期，有一位顶天立地的真豪杰、大丈夫，他就是抗金名将、文学家、豪放派词人辛弃疾。

1127年，北宋灭亡。赵构在南京应天府（今河南商丘）正式即位，重建宋朝，是为宋高宗，开启了南宋的历史。之后，节节败退的宋高宗率领百官跑到江南，于1138年定都临安（今浙江杭州）。

1141年，南宋朝廷里的主和派占据优势，以"莫须有"的罪名杀害抗金名将岳飞父子，并同金朝达成了屈辱的绍兴和议，向金称臣纳贡。

就在岳飞被害的前一年（1140年），抗金名将辛弃疾在山东济南府历城县（今山东济南市历城区）出生了。当时，山东已经沦陷为金朝管辖。

青少年时期的辛弃疾，目睹了汉人在金人统治下所受的屈辱与痛苦，从小就立下了恢复中原、报国雪耻的志向。

1161年，金军大举南侵，欲灭亡南宋，统一江南。这时金朝统治下的中原地区，赋役繁重，民不聊生，人民纷纷起义反抗。21岁的辛弃疾毅然聚集了约2 000人，加入了一支声势浩大的起义军，并担任主要领导之一。

从此，辛弃疾追随英雄岳飞的步伐，正式走上了抗金的道路，成为坚定的主战派，率军屡破金军，还曾有过率领50人驰赴金营从 5 万金军中生擒叛军头领的壮举。

就是这样一位战神级别的人物，在战场上"金戈铁马，气吞万里如虎"，在家中对亲人却充满柔情。

夏天的一个夜晚，连年在沙场征战的辛弃疾已经多年没有回过家了，此时躺在床上辗转反侧，十分思念家乡的妻儿老小：他们在家里是否平安？他们是否也和我想念他们一样在思念我呢？

想着想着，家里熟悉的场面又浮现在辛弃疾眼前：

夏天的夜晚，妻子房间里面的云母屏风敞开着。为了防止夜风把熏炉中的沉香吹熄，妻子还在卧室的房门上挂着珍珠帘。

夫君在外征战多年，为何还不回来呢？漫漫长夜，妻子满腔愁绪，独自一人辗转难眠，纷乱的思绪好像在脑海中用金丝线编织着黄紫相间的帷帐。

此时，窗外的柏树与桂树的枝叶交映。妻子实在是睡不着，于是就起身走到屋外，准备打水洗把脸让自己清醒清醒。

妻子一边打水，一边抬头望着离人远去的方向，忽然意识到，一晃眼，夏天都已经过去一半了。她身上薄荷绿的单衫，也已经透出了微微的凉意。

而此时的千里之外，一弯新月升了起来，这是山中一个寻常的夜晚，朦朦胧胧中，辛弃疾梦见自己夜宿疆场之上。

妻子不在身边已经多年了，金戈铁马的生活让辛弃疾早已看淡了儿女之情。但他也曾经想要与爱人朝朝暮暮、举案齐眉，然而总是不能实现。

这么多年，辛弃疾熬得头发都白了，可是和妻子还是像天上的参、商二星一样，不能相见。

该回家看看了！等到茱萸成熟、黄色的菊花开满地的时候，就回到故乡吧。

可是我的故乡在哪里呢？山东老家依然还被金国占领着，家乡的父老应该也像妻子一样想念我，期待着我能带领军队赶走金军，重新过上安稳幸福的日子。

文武双全的辛弃疾此刻忽然文思泉涌，起床披衣，铺开纸张，挥毫将自己的所思所想写了出来。

令人称奇的是，辛弃疾在这首《满庭芳·静夜思》中运用了25种中药名字，分别是"云母、珍珠、防风、沉香、郁金、硫黄、侧柏叶、桂枝、肉苁蓉、水银、连翘、半夏、薄荷、钩藤、常山、缩砂仁、轻粉、独活、续断、乌头、苦参、当归、吴茱萸、熟地黄、菊花"。通晓药理的辛弃疾把药材名字连缀成了这样一首别具一格的情词，不但符合平仄格律，词义也几乎没有牵强的地方，读罢让人拍案叫绝。

辛弃疾的妻子接到这封情书后，也以中药名回了一封情书："槟榔一去，已历半夏，岂不当归也。谁使君子，寄奴缠绕他枝，令故园芍药花无主矣。妻叩视天南星，下视忍冬藤，盼来了白芷（一说白芨）书，茹不尽黄连苦。豆蔻不消心中恨，丁香空结雨中愁。人生三七过，看风吹西河柳，盼将军益母。"

辛弃疾的妻子在这封情书中，用了"槟榔、半夏、当归、使君子、刘寄奴、芍药、天南星、忍冬藤、白芷、黄连、豆蔻、丁香、三七、西河柳、大黄（将军）、益母草"16种中药名，表达了自己心中绵绵的思夫之情。

第二年，辛弃疾又以词的形式给妻子写了一封情书："山路风来草木香。雨余凉意到胡床。泉石膏肓吾已甚，多病，提防风月费篇章。孤负寻常山简醉，独自，故应知子草玄忙。湖海早知身汗漫，谁伴？只甘松竹共凄凉。"

辛弃疾的这封情书里，写的是山、水、石、草、风、雨等自然景象，寄托着词人的情思，同时他巧妙地运用中药名的本字和谐音字，嵌入的中药名有"木香、禹余粮（雨余凉）、石膏、吴茱萸（吾已）、栀子（知子）、紫草（子草）、防风、海藻（海早）、甘松"9种，中药与词义浑然一体，情思真挚。

中医文化源远流长，古代中药的名称有相当大一部分都起得含蓄典雅。历朝历代的文人骚客，也喜欢拿这些中药的名字来作诗填词，或者将它们当成灯谜的谜面，充当无聊时的消遣。辛弃疾夫妻俩算是这方面的高手了。

满庭芳·静夜思

宋·辛弃疾

云母屏开，珍珠帘闭，防风吹散沉香。离情抑郁，金缕织硫黄。柏影桂枝交映，从容起，弄水银堂。连翘首，惊过半夏，凉透薄荷裳。

一钩藤上月，寻常山夜，梦宿沙场。早已轻粉黛，独活空房。欲续断弦未得，乌头白，最苦参商。当归也！茱萸熟，地老菊花黄。

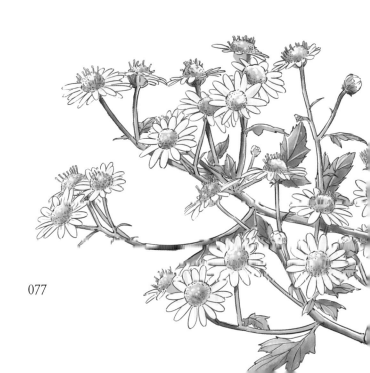

儒医文化推动医学的发展

"儒医"一说起于北宋政和年间（1111—1118年）的首都汴梁（今河南开封），泛指宗儒、习儒的医者，以及习医、业医的儒者。

因为儒学在封建社会各学派中有至尊至高的地位，因而"儒医"是医家最向往的目标及最高的称誉，医学被认为是实现儒家理想的重要途径之一。范仲淹的一句"不为良相，则为良医"也因此成为流传千古的名句。

宋代以前就有儒士开始行医，并取得辉煌成就，历代大医中不乏大儒。到了宋代，儒士行医的现象呈现井喷的状态，整个社会上形成了一个儒医阶层。

如苏轼、沈括、陆游、朱熹、欧阳修、王安石、范仲淹、辛弃疾、司马光、程颢、程颐、黄庭坚、洪迈、蔡襄、文天祥、张载等，在从文、从政的同时，兼攻医学、养生学，既具有文学家的卓越成就，又有政治家的显赫政绩，还在医学领域取得了一定的成绩。

儒医文化在宋代发展到了高峰。宋代的不少士大夫亲自整理收集民间验方、家藏方，为医学的发展做出了重要贡献，如陆游的《陆氏续集验方》、苏轼和沈括的《苏沈良方》等都属于此类。

此外，"儒医"之说还适应了当时相当一部分落魄文人的需要，既可以满足他们的精神心理需求，又可用来谋求生计，借以度世。

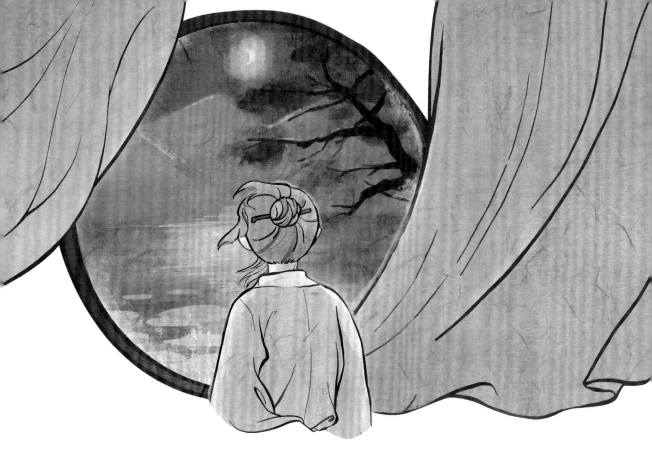

　　如元代医学家葛可久著《十药神书》,明代医学家汪机著有《外科理例》、李时珍著《本草纲目》,针灸学家杨继洲编《针灸大成》,清代医家学陈念祖 (陈修园) 著《医学三字经》等。

　　中国医学史上蔚为壮观的儒医们, 儒学修养功底较深, 取得的成就往往远高于一般的医家, 在著书立说方面尤为突出, 给后人留下了宝贵而丰富的医学遗产与文化财富, 同时还大大提高了当时医学和医师的社会地位。

如何养成健康的生活习惯

古人说："为人父母者不知医，谓不慈；为人子女者不知医，谓不孝。"金代的医学家张从正认为："唯儒者能明其理，而事亲者当知医。"每个人尤其是有知识、有文化的中学生，都应该懂点医学知识。未病先防，中医养生保健知识无疑是最应该了解学习的了。

《黄帝内经·素问·上古天真论篇》为人们提供了最基本的养生法则："上古之人，其知道者，法于阴阳，和于术数，食饮有节，起居有常，不妄作劳，故能形与神俱，而尽终其天年，度百岁乃去。今时之人不然也，以酒为浆，以妄为常，醉以入房，以欲竭其精，以耗散其真，不知持满，不时御神，务快其心，逆于生乐，起居无节，故半百而衰也。"

要养成健康的生活方式，具体该如何做呢？

1. 饮食有节。一日三餐要有规律，每天按时吃饭；要有节制，做到荤素搭配，营养均衡，不偏食，不暴饮暴食；饮食要干净，不吃不洁之品，饭前洗手，注意卫生；要随着季节的变化而变化，多食用当地产的应季食物。

2. 起居有常。作息时间要安排合理，尽量做到"日出而作，日落而息"。从季节方面分，春三月宜晚卧早起，以顺应春季的升发之性；夏三月宜晚卧早起，无厌于日；秋三月宜早卧早起，与鸡俱兴；冬三月早卧晚起，必待日光，以适应冬季的收藏之性。

3. 不妄作劳。不可过度劳累，要做到劳逸结合；运动要适度，以达到"形劳而不倦"的效果。

4. 保持良好心态。在情志上，凡事要顺应自然、少私寡欲、恬淡虚无，做到"志闲而少欲，心安而不惧"，达到"气从以顺，各从其欲，皆得所愿"的效果。

5. 摒弃不良习惯。暴饮暴食，贪凉饮冷；长期熬夜，过度劳累；畸形追求时尚，穿着薄透；长期不运动锻炼……这些都是大家平时应该注意纠正的不良生活习惯。

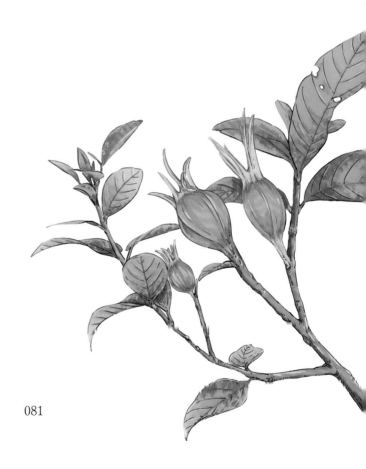

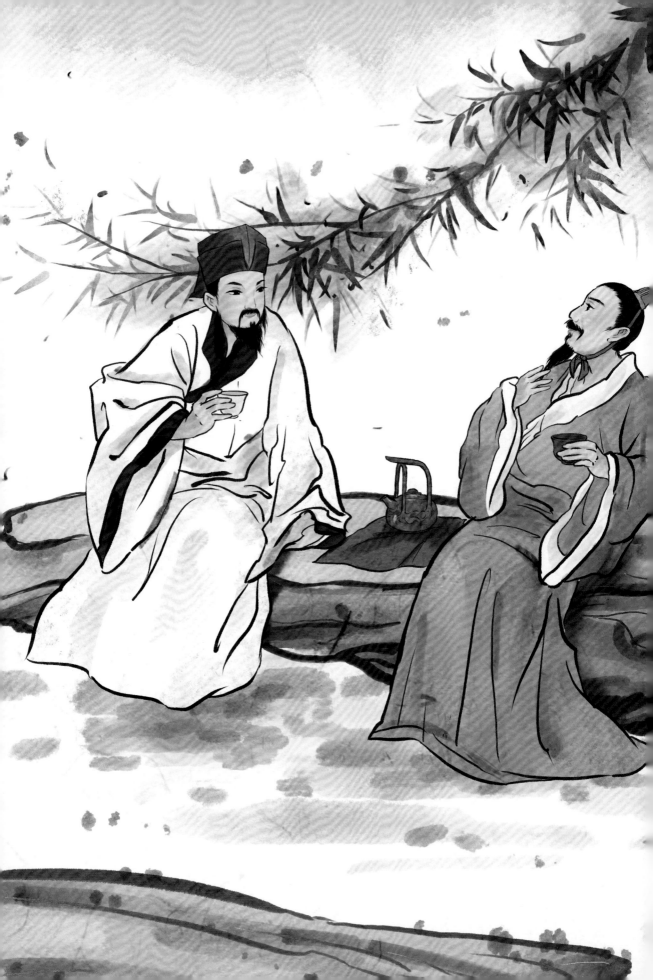

苏轼：亦儒亦医大专家

北宋大文豪苏轼是出了名的"斜杠青年"（拥有双重或多重职业的人），他的主业是公务员，同时还爱好写诗词、作文章，绝对称得上是顶级的作家，此外他还是美食家、书画家、水利专家等。

其实，苏轼还有一个鲜为人知的身份，那就是医生、养生专家。他在业余时间喜欢钻研医学，对《伤寒论》《千金要方》等医学典籍都有很深的研究。

因为一方面要正常上班、处理政务，另一方面还要写诗填词，以及研究美食、书画等，所以苏轼并没有像医圣张仲景那样坐堂行医，而是把更多的精力放在了研究保健养生和整理医籍药方上。

话说有一天，天气十分炎热，苏轼在自家的园子里午休乘凉，刚刚睡醒，恰逢好友米芾（书法家、画家、书画理论家）突然来访。苏轼和米芾开玩笑说："大热天的，难得趁着清凉的风好好睡觉，你咋不愿意享受这种美好时光，跑来'骚扰'我呢？"

米芾说："兴之所至，心有所感，等不及预约了，只能这样冒昧打扰，跑来和你聊聊了。"苏轼听了十分高兴，亲自煮了清心养胃的祛暑佳品——"门冬饮"来招待米芾。

两人边喝边聊，谈天说地，越聊越高兴，引得苏轼诗兴大发，遂写了一首《睡起闻米元章冒热到东园送麦门冬饮子》，将这件事记录在了他的诗里。

苏轼对养生颇有研究，也热心于对药物的研究，并在这方面取得了一定的成果。

作为一名文学家，苏轼擅长运用诗歌来吟咏药材。比如，当时民间喜欢喝黄芪粥，他也曾在生病初愈后喝黄芪粥进补，于是他便写道："白发欹簪羞彩胜，黄耆（即黄芪）煮粥荐春盘。"

此外，苏轼还有一个爱好——搜集药方。朋友告诉他的、宫廷里流传的、民间流行的药方，他都会记录下来，并且乐于分享。

苏轼早年担任凤翔府判官的时候，看到当地缺医少药，便将自己在京城抄录的太医院《简要济众方》全部重新抄写出来，并张贴公布，让当地百姓在身体不适时能够对症用药。

在苏轼所收集的众多药方当中，有一个叫"圣散子"的药方，关于这个药方流传着很多的故事。

苏轼有一个老乡叫巢谷，此人熟读经书，也是他的好朋友，因为犯了事隐姓埋名流亡他乡，后来朝廷大赦天下，他才不远万里投奔苏轼，并在苏家担任家庭教师。

巢谷为了感谢苏轼的救助，将"圣散子"这个药方告诉了苏轼，不过有个条件——要他对着江水发誓，不得将这个方子透露给任何人。喜欢收集药方的苏轼十分高兴，遂对着江水发了誓。

后来，巢谷返回家乡了。然而此后没多久，黄州便暴发了瘟疫。在拯救生命和保守誓言之间，苏轼最终还是选择了拯救生命，将"圣散子"公布了出来。

令苏轼没有想到的是，这个方子对治疗当时的瘟疫有奇效。不久之后，黄州便从瘟疫的阴霾中走了出来。

后来苏轼还为此事向巢谷致歉，巢谷了解了情况后，原谅了苏轼，并嘱咐他将方子记载留传下去，以便更好地造福苍生。

为了更好地推广"圣散子"，苏轼还将这个方子交给了当时的名医庞安时。后来，庞安时编著了一本《伤寒总病论》，并将"圣散子"药方收入书中。

苏轼还特地为此作了一篇《圣散子叙》，高度赞扬了这个神奇的药方："凡阴阳二毒，男女相易，状至危急者，连饮数剂，即汗出气通……若时疫流行，平旦于大釜中煮之，不问老少良贱，各服一大盏，即时气不入其门。平居无疾，能空腹一服，则饮食倍常，百疾不生。真济世之具，家之宝也。"

后来，苏轼履职杭州，当时苏杭一带瘟疫肆虐，"圣散子"再次大显神威。

为此，苏轼还写了一篇《圣散子后叙》，其中写道："去年春，杭之民病，得此药全活者，不可胜数。"

在两次疫情中，"圣散子"都发挥了巨大的作用，这也让苏轼对这个方子的疗效非常信任，甚至有些迷信，对外人也经常宣传这个方子。

经过两次疫情的实践检验，加上名人苏轼和名医庞安时的推广，"圣散子"在当时人们的眼里简直成了神药、神方，几乎可以说是全国人民都知道了。

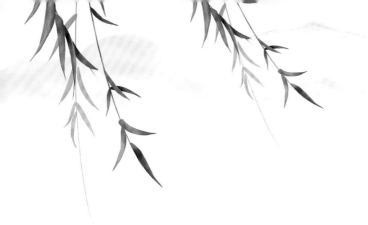

　　然而，世界上从来没有包治百病的神药，中医更是讲究辨证论治，人们盲目应用"圣散子"以致其后来也"闯出了大祸"。

　　据两宋之际的叶梦得在《避暑录话》中记载："宣和后，此药（圣散子）盛行于京师，太学诸生信之尤笃，杀人无数。"说的就是因为乱服"圣散子"而丧命的人不可胜数。

　　南宋时期的医学家陈无择在《三因极一病证方论》（简称《三因方》）中提到了一件往事："（圣散子）因东坡作序，天下通行。辛未年，永嘉瘟疫，（用此方）被害者不可胜数。"

　　明代俞弁在《续医说》中也提到过一件事：明代弘治癸丑年（1493年）吴中（今江苏苏州市一带）疫疠流行，当地的县令孙磐无奈之下，将"圣散子"刊印之后在大街小巷遍地张贴，结果又导致无数人丧生。

　　虽然苏轼作为一位政治家、文学家，因为推广"圣散子"而受人诟病，但是这并不能抹杀他对医学的贡献。

　　苏轼记载的那些药方，被后人整理成《苏学士方》。后来，人们又将其与北宋科学家沈括编著的《良方》合编成《苏沈良方》。

睡起闻米元章冒热到东园送麦门冬饮子

宋·苏轼

一枕清风直万钱，无人肯买北窗眠。

开心暖胃门冬饮，知是东坡手自煎。

使用偏方也要讲究辨证论治

在上文中，"圣散子"在前两次瘟疫当中立下奇功，到了后来的两次疫情中，为何却害人"不可胜数"呢？

后世的医家曾经分析过：这是因为中医讲究辨证用药，黄州和杭州等地的瘟疫同后面两次瘟疫并不一样。

陈无择在《三因极一病证方论》之后也提到过："今录（圣散子）以备疗寒疫用者，宜审究其寒瘟疫，无使偏奏也。"也就是说，"圣散子"对于治疗湿寒疾病是有疗效的。

而后来提到的两次瘟疫，是因为燥热而引发的。俞弁在《续医说》中也说到过："殊不知'圣散子'方中有附子、良姜、吴茱萸、豆蔻、麻黄、藿香等剂，皆性味燥热，反助火邪，不死何待？"

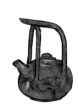

病因本就是燥热，再服用燥热之药"圣散子"，就如同火上浇油。

　　苏轼推广"圣散子"的初衷是为了治病救人，这本没有错。后两次瘟疫中的问题，是因为当时当地的医者没有认清瘟疫的病因病机，而是机械地把"圣散子"当作包治百病的神药，在用药的时候不辨阴阳、表里、寒热、虚实，最后出了大问题。

　　辨证论治是中医认识和治疗疾病的基本原则，是中医学对疾病的一种特殊的研究和处理方法。正如俞弁所说："若不辨阴阳二证，一概施治，杀人利于刀剑。"

　　世界上从没有"包治百病"的方剂或良药。很多人喜欢收集和使用偏方，其实这是有很大风险的。我们在身体不适时，最正确的做法应当是到医院找医生就诊，如果不会辨证而自行乱用药，可能会带来严重的后果。

如何辨别风寒感冒与风热感冒

在日常生活中，有很多人可能会发现，自己每次感冒时的症状都有所差异，有时咳嗽、有时没有咳嗽，有时咽痛、有时咽痒，有时发热、有时头疼，这是因为感冒包括了多个不同的类型。

风寒感冒、风热感冒是最常见的两个证型。风寒感冒指的是因风寒之邪外袭、肺气失宣导致的感冒，通常和患者长期过于劳累、抵抗力低下、受凉等因素有关，特别是在秋冬季节发病率较高。而风热感冒指的是风热之邪侵袭肺卫引发的卫表不和、肺失清肃导致的感冒。

日常生活中，如何区分风寒感冒与风热感冒呢？其实，我们可以根据病因、症状、舌苔来区分风寒与风热。

1. 病因：风寒是身体着凉后，寒气侵犯到身体，伤害人体的阳气。风寒从外面封住阳气，使身体感觉到寒冷，阳气散不出去，就会导致身体异常。风热一般是由风邪夹带热邪同时侵犯人体造成的。风热病邪一般从口鼻而入，热气进入身体后可能会耗伤阴津，导致身体内水分减少，若未及时补足水分，病势热性会耗伤身体水分，从而引起风热感冒。

2. 症状：如果是风寒，外感症状一般是以寒性为主，如头疼、怕冷、流清鼻涕、寒战，但是没有出汗的症状，可能出现打喷嚏、鼻塞等情况。如果是风热，患者通常会出现鼻子干、嗓子干疼的症状，甚至有黄痰、黄鼻涕等症状。若风热侵犯更为深入，患者出现胸骨后疼，最后导致黄脓痰，出现憋气、咳嗽加重甚至发热等症状。

3. 舌苔：通常，风寒患者的舌苔薄、色白，薄苔多代表疾病刚刚发生，病邪停留在体表，苔色白多代表寒证。如果是风热，舌苔以黄色为主，疾病加重，舌苔加厚，颜色越深表示症状越严重。

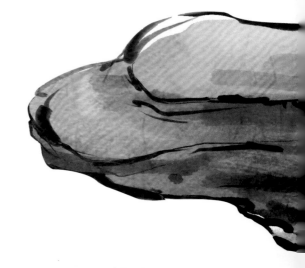

此外，　者在治疗上也存在着差异。因此，人们在使用中药治疗感冒时，　定要注意分清自己究竟是风热感冒还是风寒感冒，合理选择使用方药，以免因误治而导致疾病加重。

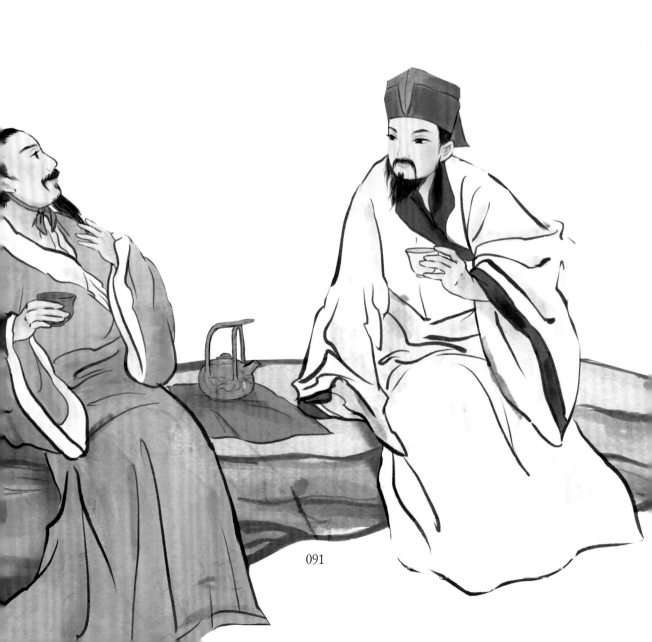

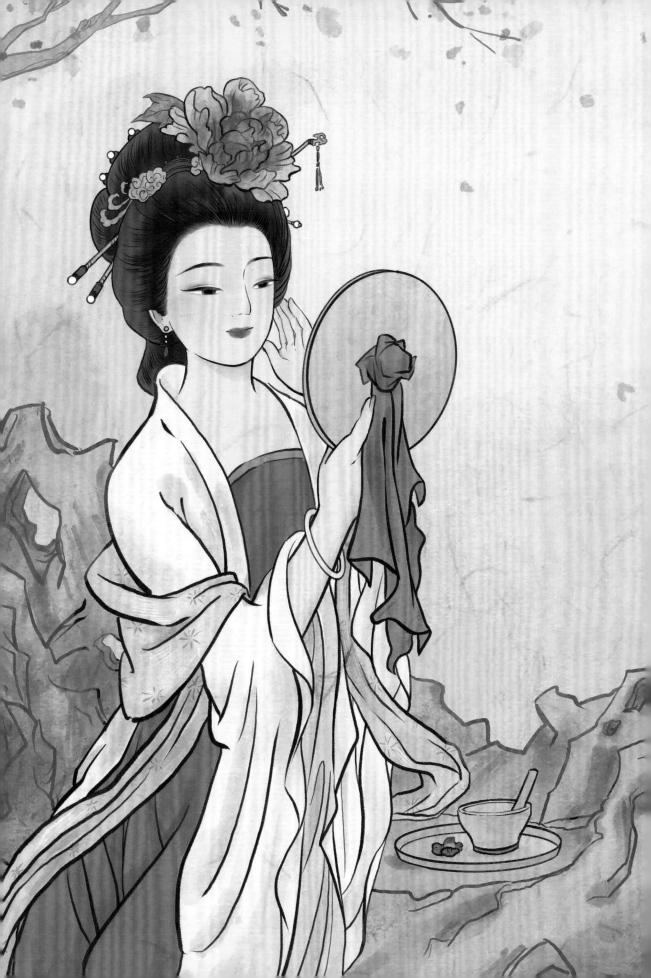

白朴：妙笔再谱长恨曲

在我国金元时期，有一位大才子，名叫白朴（原名恒，字仁甫，后改名朴，字太素，号兰谷），祖籍隩州（今山西河曲），出生于汴梁（今河南开封）的一个士大夫家庭，他的父亲白华为金贞祐三年（1215年）进士，官至枢密院判官。

白朴出生后不久，金朝的南京汴梁已在蒙古军的重重包围之下，位居朝廷重要岗位的白华，整日为金朝的存亡而奔忙，无暇顾及妻儿家室。

白朴6岁那年，他的父亲跟随朝廷逃离汴梁，将家人留了下来。第二年三月，汴梁城破，蒙古军攻破汴梁，纵兵抢掠，城内官员、百姓惨遭杀戮，财富遭到空前洗劫，白朴的母亲下落不明。

幸好父亲的好友——文学家、历史学家元好问，此时也在汴梁城中，收留了白朴姐弟俩，并随后带到山东抚养。

白朴聪明颖悟，从小喜好读书。元好问对他悉心培养，教他读书问学之经，处世为人之理，使他在幼年时受到了良好的教育。

直到1237年，白朴11岁时，姐弟俩才由元好问送至太原，与失散多年的父亲团聚，有了更好的学习环境。他对律赋之学颇为上进，很快即以能诗善赋而知名。

然而，蒙古统治者的残暴掠夺，使白朴心灵上的创伤难以恢复，他对蒙古统治者充满了厌恶。兵荒马乱中母子失散，山川满目疮痍，百姓水深火热，让他感受到为统治者效劳的可悲。

因此，白朴放弃了官场名利的争逐，而以亡国遗民自适，以辞赋为专门之业，用歌声宣泄自己胸中的郁积及不满。

白朴36岁时，为了摆脱官府的骚扰，弃家南游，以此表明他遁世消沉、永绝仕宦之途的决心。从此以后，他绝大多数时间都在中原和江南地区游历，与家人聚少离多，直到81岁时，还重游扬州。

然而，眷妻恋子的情肠终不能割断，白朴经常为自己矛盾的心情所煎熬，感到十分痛苦。

对官府的厌弃、对家人的眷恋，使得白朴将聪明才华倾注在了文学上，并且主题远离政治，题材多出自历史传说，剧情多为才子佳人的韵事。

在白朴的诸多作品中，现存的《唐明皇秋夜梧桐雨》是其代表作之一，写的是唐明皇与杨玉环的爱情故事，写得雄浑悲壮，历来被认为是爱情剧中的成功之作，具有很强的艺术生命力，对后代戏曲的发展具有深远的影响。

作为著名戏曲作家，白朴与关汉卿、郑光祖、马致远并称为"元曲四大家"。

这一天，江南下着蒙蒙细雨，白朴独坐家中，家国情怀和离愁别绪令他苦闷不已，书桌上放着的《长恨歌》，将他的思绪拉回了大唐盛世。

那时，开创了开元盛世的唐玄宗李隆基，已经开始骄傲自满，逐渐变得昏庸无道，因听信他最宠爱的武惠妃和奸臣的谗言，盛怒之下，处死了太子和另外两位皇子。

事后冷静下来，唐玄宗懊悔不已。不久，被"冤魂缠身"的武惠妃也病死了。妃子和三个儿子的离世，令唐玄宗备感痛苦，竟然时常吃不下饭、睡不好觉。

这时，高力士看在眼里，为了讨唐玄宗欢心，想出了一个"好主意"，对唐玄宗说："人们说杨玉环有闭月羞花之容、倾国倾城之美，不知陛下是否愿意见见？"正在苦闷当中的唐玄宗欣然应允。

后来，唐玄宗在骊山温泉宫见到了杨玉环。作为中国古代"四大美女"之一，杨玉环的美貌自不必说，此外她的才华和情商也远在常人之上。

据《新唐书》记载：杨玉环"善歌舞，邃晓音律，且智算警颖，迎意辄悟"。意思是她能歌善舞，很是通晓音律，而且才智超群，能揣测他人的心意并且总能猜中。

据传杨玉环还会弹奏琵琶、笛子等乐器，既有大家风范，又有艺术修养。唐玄宗作了一首《霓裳羽衣曲》，杨玉环能够随乐而起，翩翩起舞。

因此，唐玄宗特别高兴，于是仅让她一人侍寝陪宴，在宫中将她称为"娘子"，对待她的礼仪规格和皇后一样，并于745年册立她为贵妃。

唐玄宗对杨玉环宠爱到什么地步呢？白居易有《长恨歌》为证："春宵苦短日高起，从此君王不早朝。""后宫佳丽三千人，三千宠爱在一身。"作为一国之君的唐玄宗，连朝政都不管了，的确对杨玉环痴迷得过分了。

因为杨玉环喜欢吃荔枝，唐玄宗为了让她开心一笑，不惜派人从千里之外的南方，将荔枝送到长安城，而且为了保证荔枝的新鲜，必须要驿马全速奔跑，一刻不能延误，因此，运送途中累死马匹无数。

当时的情景是这样的：在长安回头远望，骊山宛如一堆堆锦绣，山顶上华清宫千重门依次打开。一骑驰来烟尘滚滚，妃子欢心一笑，无人知道是南方送了荔枝鲜果来。

晚唐诗人杜牧有诗为证："长安回望绣成堆，山顶千门次第开。一骑红尘妃子笑，无人知是荔枝来。"

据《新唐书》记载：宫中负责为杨玉环织锦刺绣及铸造、雕刻金玉器物的工匠，就大约有 1 000 人。另外，杨玉环使用的胭脂粉，也是当时后宫中花费最多的。

白居易笔下"回眸一笑百媚生，六宫粉黛无颜色"的杨玉环，除了天生丽质之外，还有什么美颜的秘诀吗？

为了永葆青春，留住闭月羞花的容颜，杨玉环及其身边的人也想尽了一切办法。至于具体都用了什么方法，史料上并未记载。

不过，肖行澡在《全唐诗·宫词补遗》中写道："铅华洗尽依丰盈，雨落荷叶珠难停。暗服阿胶不肯道，却说生来为君容。"认为杨玉环永葆青春是因偷偷地服用阿胶的作用。

不过，正是因为"汉皇重色思倾国"，导致了荒政乱国和安中之乱的爆发。杨玉环在与唐明皇出逃过程中，行至马嵬坡时被赐死。

杨玉环死后，唐玄宗思念成梦，醒来正听见雨打梧桐，更添愁闷，想起与她在一起时的点点滴滴，只好以"阿胶 碗，芝麻一盏……"的方式，既缅怀了和杨玉环过去的岁月，又保养了天年。

诗词原文

秋夜梧桐雨之锦上花

元·白朴

阿胶一碗，芝麻一盏，白米红馅蜜饯。粉腮似羞，杏花春雨带笑看。润了青春，保了天年，有了本钱。

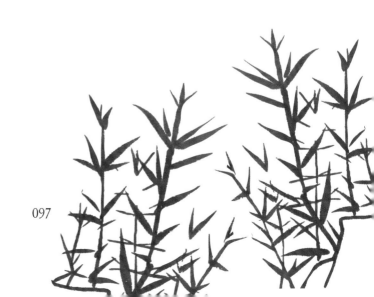

文见中医

膏方是养生保健佳品

膏方是中医药学的重要组成部分,是丸、散、膏、丹、酒、露、汤、锭8种中药传统剂型之一。

膏方的应用历史悠久,2 000多年前在我国的江南地区,中药膏方作为人们冬令调补养生的方式就已经开始盛行。

南北朝时期以前,为膏方的萌芽阶段。古籍《山海经》记载了一种羊脂类药物,外涂于肌肤可防皲裂,现多将之视为膏方的雏形。春秋战国时期的医学帛书《五十二病方》、东汉末年医圣张仲景所著的《伤寒杂病论》等中,也都有关于膏剂的记载。

唐宋时期,膏方的应用范围逐渐扩大,是膏方的发展阶段。这一时期,膏方开始由疗疾向调补延伸,如孙思邈的《备急千金要方》所载"地黄煎",《洪氏集验方》所载"琼玉膏",《圣济总录》所载"瓜蒌根膏""酸枣仁煎"等,也均具有较好的补益和治疗作用。

明清时期,为膏方的成熟阶段。这时古人开始注重膏方矫味与收膏的研究,出现了膏方发展过程中的一次重大变革。同时在承袭唐宋以膏方补益思想的前提下,古代医家开始注重患者体质,强调经过辨证论治后制备个体化膏方,代表作有叶天士的《临证指南医案》、张乃修的《张聿青医案》,这为近现代膏方的广泛应用奠定了基础。

　　近现代时期，为膏方的普及阶段。此时，膏方在民间开始普及，秦伯未及其弟子收集整理了关于膏方性质、制备工艺、适应证等内容，并著成《秦伯未膏方集》《秦伯未先生膏方选集》，自此膏方体系日臻完善。

　　新中国成立后，随着人们生活水平及养生理念的提升，膏方的普及范围逐渐由江、浙、沪扩展到全国各地。时至今日，膏方在中医辨证论治、"治未病"理念等指导下，仍被广泛地应用。

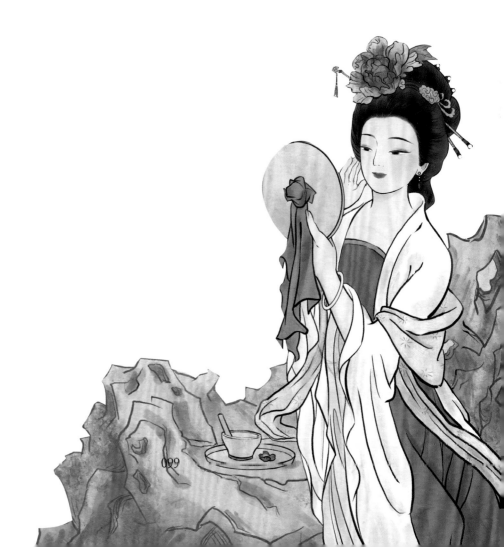

学以致用

在家也可以自制阿胶糕

霜降是秋冬气候的转折点，也是阳气由收到藏的过渡。民间有"秋冬进补，来年打虎"的说法，更有"冬补不如霜降补"的说法，阿胶具有补血、滋阴润燥的功效，是秋冬进补佳品。

其实阿胶糕的制作工艺并不复杂，日常在家里也可以自己学习制作。具体方法如下：

◎准备材料

阿胶块 250 克、黑芝麻 200 克、枣片 100 克、核桃仁 150 克、冰糖 150 克、黄酒 250 克。

◎制作方法

（1）使用打粉机将阿胶块打成粉末状，打粉时间大约为 45 秒，最长不超过 1 分钟。没有打粉机的可以用勺子先将阿胶块敲碎，再用黄酒提前浸泡一个晚上。

（2）锅中加入 250 克黄酒和 150 克冰糖，开小火并慢搅使冰糖溶化。

（3）等到温度稍微降下来时，慢慢往锅中加入阿胶粉，用木铲顺一个方向搅拌均匀，搅拌的时候要搅到锅底，防止粘锅。

（4）搅到"挂旗"（用木铲盛一些提起，阿胶成片状挂在木铲上，慢慢往下掉，像一面旗子）的时候依次加入枣片、核桃仁、

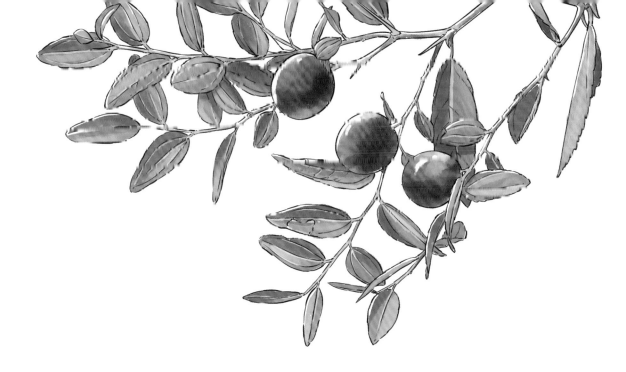

黑芝麻并进行搅拌，搅匀后关火。

（5）在长方形的无盖容器内刷上油，将熬制好的阿胶糕装进容器里，用工具压实塑形。放在冰箱里冷冻1~2小时，待变硬后，切小块即食。

◎ 注意事项

（1）熬胶全程都是小火慢熬。

（2）阿胶块和黄酒的比例是1：1。

（3）品质好的阿胶打出的粉，颜色亮黄，闻起来有胶香味。

（4）辅料可以根据自己的口味，加一些枸杞或者坚果类。

（5）阿胶糕制作好后要放在冰箱冷藏储存。

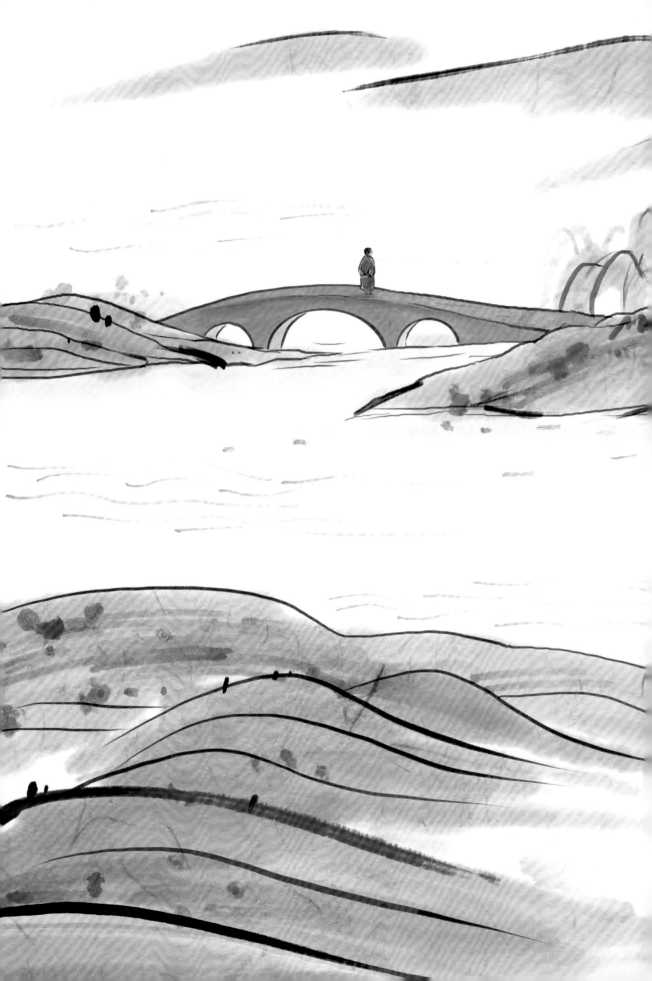

毛泽东：中医防疫驱"瘟君"

1958 年 6 月 30 日，《人民日报》以《第一面红旗——记江西余江县根本消灭血吸虫病的经过》[1] 为题，报道了当地消灭血吸虫病的消息。

当毛泽东主席看到《人民日报》的报道后，兴奋不已，夜不能寐，第二天凌晨即写出了《七律二首·送瘟神》，并且立即要求秘书胡乔木把这两首诗公开发表。

毛泽东主席兴奋而自豪地告诉全国人民，"千村薜荔人遗矢，万户萧疏鬼唱歌"的现象一去不复返了。春风吹拂杨柳新绿，新中国一片春意盎然。

为什么一个县消灭了血吸虫病，能够让人民的最高领袖兴奋至此呢？

原来，血吸虫病曾经是对我国人民危害极大的一种传染病。血吸虫病由来已久，在长沙马王堆出土的女尸中，就发现有血吸虫卵。

血吸虫寄生于人、畜体肠膜血管内，雌虫还在人、畜体血管内排卵，卵随粪便一起排泄出去，在水中孵化成毛蚴，然后寄生在中间宿主钉螺体内，成熟后浮在水面上。一旦遇到下水的人、畜，它便迅速侵入人、畜体内，很快发育成虫。人患此病，初期

---

[1] 陈秉彦，刘光辉. 第一面红旗——记江西余江县根本消灭血吸虫病的经过 [N]. 人民日报，1958-06-30（7）.

出现手足疼痛、发热、呕吐、咳嗽等症状，晚期则变为肝硬化。

血吸虫病流行于我国南部省市，患者轻则丧失劳动能力，重则死亡，妇女不能生育。多数幸存者腹部胀得很大，面色苍白消瘦，即使能吃东西，也无法劳动。

然而，消灭血吸虫病并没有那么容易，甚至当时很多医学专家也认为这是不可能的。日本进行了多年的研究，灌渠都是水泥建造的，而且疫区很少，即便如此，也没有彻底铲除这一疾病。可谓"绿水青山枉自多，华佗无奈小虫何"！

1955年，中共中央成立了防治血吸虫病领导小组，直接领导全国的血吸虫病防治工作。

之后，江西省开展了规模浩大的"群防群治"活动。经过试验，先后排除了购买进口药物、中药灭虫、火烧灭虫、水田改旱田、发动群众查螺检螺等办法，最后确定了"开新沟填旧沟，土埋灭螺"的办法。

经过这些工作，1958年，余江县钉螺被全部消灭，并保持了30多年未复发。从此，防治血吸虫病成为我国南方省份的一项常规工作，这一危害中国人民千年的病害终于得到了根治。

中医药学在几千年的发展过程中，形成了防治疫病的独特理论和实践经验，对历史上的多次疫病防治贡献了独特的力量。

第一，是传统中医药依靠"预防为主"消灭疫病的思想。在古代，疾和疫有明确区分，不具传染性的称疾。早在3000多年前的殷商时期就有了关于疫病的记载。《黄帝内经》载"圣人不治已病，治未病"，也就是说要防患于未然。周王室很重视防疫，除定期举行驱逐瘟疫的仪式活动外，还设置了负责疫情的官员。《山海经》还记载了薰草等7种治疗瘟疫的药物。张仲景在《金匮要略》里提出饮食禁忌，如"六畜自死，皆疫死，则有毒，不可食之……疫死牛，或目赤，或黄，食之大忌"，就是说病死的牲畜或得疫病死的牛等都不能吃。北宋王安石在《元日》中写道："爆竹声中一岁除，春风送暖入屠苏。千门万户曈曈日，总把新桃换旧符。"该诗中的爆竹、屠苏、桃符就是数千年来人们驱邪避疫、祛除病灾的寄托。

第二，是传统中医药"群防群控"的思想。"文明，在瘟疫中穿行。"中华民族上下5000多年辉煌灿烂的文明，同时也是中华儿女与瘟疫抗争的历史。进行群防群治，改善生活习惯，注重环境卫生，切断疫病传播渠道，是我国古人早就掌握的智慧。汉代《淮南子》有民间总结的经验，如病犬死后不可投入井中，否则会污染水源等。《论衡》告诫人们不能吃老鼠碰过的东西等。到魏晋南北朝时期已形成了制度化的防疫措施。唐代"药王"孙思邈在《千金要方》里提出了用熏药法、向井中投入药物等消毒。

第三，是传统中医药也倡导形成良好的卫生习惯，防止疫情扩散。在疫病治愈后，为防止疫情复发蔓延或二度传播，要对患者之前穿过的衣物进行消毒处理。明代李时珍提出用蒸汽消毒的方法，清代贾山亭在《仙方合集·辟瘟诸方》中写道"天行时疫传染，凡患疫之家，将病人衣服于甑上蒸过，则一家不染"，也就是将患者衣服放在一种叫甑的古代炊具上蒸，其实跟我们现在用开水烫或煮衣物一样。在古代，对一些因疾疫去世者，朝廷也会赐棺厚葬，或用集中处理的方式阻断瘟疫传播。宋代的"漏泽园"就是官设的丛葬地，凡无主尸骨及家贫无葬地者，由官家实施丛葬。

诗词原文

七律二首·送瘟神

毛泽东

读六月三十日人民日报，余江县消灭了血吸虫。浮想联翩，夜不能寐。微风拂煦，旭日临窗，遥望南天，欣然命笔。

其 一

绿水青山枉自多，华佗无奈小虫何！

千村薜荔人遗矢，万户萧疏鬼唱歌。

坐地日行八万里，巡天遥看一千河。

牛郎欲问瘟神事，一样悲欢逐逝波。

其 二

春风杨柳万千条，六亿神州尽舜尧。

红雨随心翻作浪，青山着意化为桥。

天连五岭银锄落，地动三河铁臂摇。

借问瘟君欲何往，纸船明烛照天烧。

古人将防疫智慧融入生活习惯

早在先秦时期，人们便已经意识到了家禽、牲畜和传染病的关系，因此开始实行人畜分离，为牲畜设立单独的"圈"。

而且古人对饮用水源的保护也极为重视，例如，为井加栏、上盖，以防止虫、鼠、人掉入。明代徐光启《农政全书》有载"幂（盖）防耗损，亦防不洁"，说的便是这个意思。在疫病暴发时，古人也会将药物直接撒入井中用来防疫。

到了东汉，人们已经养成了不食病死牲畜的习惯。如张仲景的《金匮要略·禽兽鱼虫禁忌并治第二十四》中，便有"肉中有如朱点者，不可食之""六畜自死，皆疫死，则有毒，不可食之"的记载。

良好的卫生习惯，同样是防治疫病的重要手段，古人对此也深以为然，因此古人对环境卫生的改善极为重视。如城市下水道建设、城市垃圾的处理、居民排泄物的清理等，随着时间的推移，这些治理措施均在改善。

而且，很多卫生习惯还被保留在了传统节日当中。例如，腊月祭灶时家家户户都会进行"除尘"，来一个彻底大扫除；又如，疫病多发季节的端午节，家家户户饮洒雄黄酒、艾叶酒，挂菖蒲，焚苍术，用雄黄、艾叶、菖蒲、苍术这些矿物及植物杀菌等。

学学艾叶消毒的妙方

艾叶烟熏预防瘟疫在我国由来已久，从古代起就有着广泛的应用。东晋著名的医药学家葛洪在他的《肘后备急方》中就介绍了用艾叶烟熏消毒预防瘟疫传染的方法，即在瘟疫流行时，"以艾灸病人床四角，各一壮，令不相染"，而且认为用这种方法预防疫病传染，效果"极佳"。

现代科学研究也证明，艾叶燃烧后产生的艾烟有防病、预防瘟疫的作用，对多种致病菌、真菌和病毒都有抑制作用。熏艾消毒空气有着独特的优势，因烟雾无处不在，消毒无死角、物表和空气同时消毒，而且操作简单、作用范围广，是古代传统的空气消毒方法。

艾叶：因烟比较大，所以多用于单位空间比较大的场所，用量大约为 1.7 克 / 立方米，关闭门窗，用安全器皿盛装并点燃，1 小时后开窗通风。最好是人不在室内进行。

艾条或艾炷：因其是艾绒制成，没有杂质，烟雾会相对小一些，任何场所都可使用，居家首选，用量大约为 1.0 克 / 立方米，关闭门窗，用安全器皿盛装并点燃，1 小时后开窗通风。

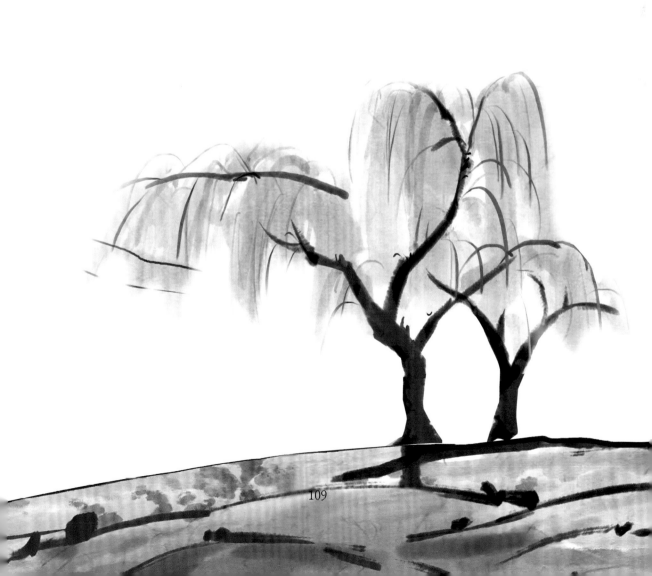

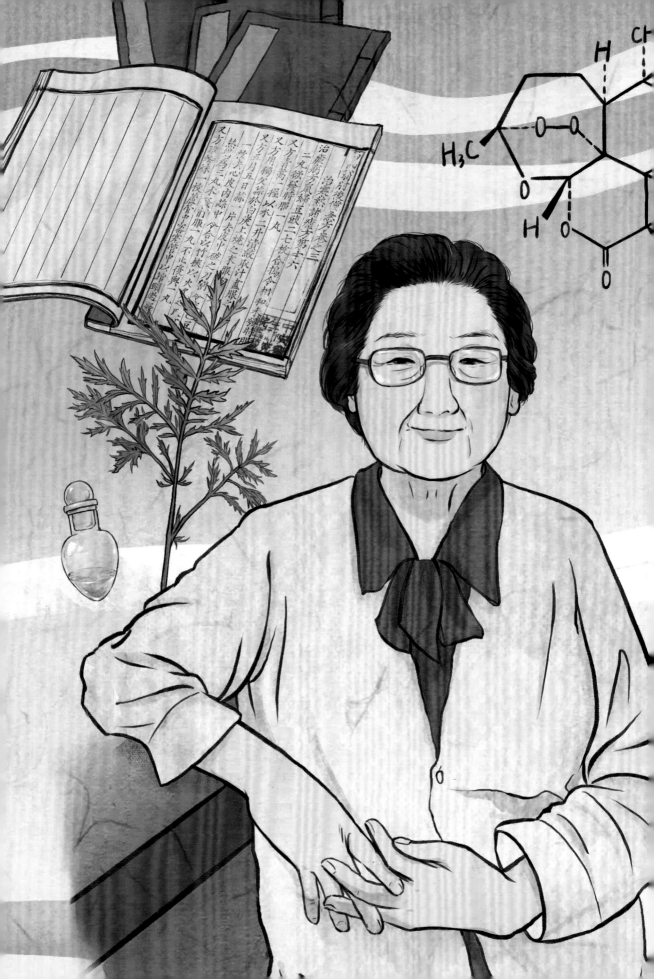

屠呦呦：古老中药创奇迹

1930年的冬天，一名女婴降生于浙江宁波开明街的屠家。屠家继三个儿子后喜得千金，喜不自胜的父亲吟诵《诗经》中的诗句"呦呦鹿鸣，食野之蒿……"，吟完诗又对仗了一句"蒿草青青，报之春晖"。

父亲没有想到，自己随口吟出的诗句，仿佛是一种预言，不仅吟出了女儿的名字，也冥冥中为女儿一生的事业埋下了伏笔。

屠呦呦上中学时生物成绩较为突出。生物课上，她总是听得津津有味，还勤学好问。

屠呦呦理想的萌发，来自青春期的一场大病。16岁的她患上了肺结核，不得不休学，经过两年多的治疗才得以康复。躺在病床上忍受疾病折磨的少女开始思考未来的道路。"医药的作用很神奇，我当时就想，如果我学会了，不仅可以让自己远离病痛，还可以救治更多人，何乐而不为呢？"屠呦呦回忆。

几年后，屠呦呦如愿考入北京大学医学院（现北京大学医学部）药学系。毕业后接受中医培训两年半，并一直在中国中医研究院（现中国中医科学院）工作。这一工作，屠呦呦便把自己的大半辈子都"搭进去"了。

屠呦呦的个性，像极了她手中的一株青蒿。这种不起眼却挽救了数百万人生命的植物，几乎在大半个中国的土地上都能找到它的身影。山谷、河边、路旁，甚至在石缝里也能看到它顽强生长的身影。

"执着"，是屠呦呦身边的同事对她的一致评价。青蒿素的发现和提取过程并非一帆风顺，从 1969 年承担抗疟中药研发的任务，到 1999 年世界卫生组织将青蒿素列入"基本药品"名单进行世界范围的推广，屠呦呦花了整整 30 年时间，经历了无数次的失败，才最终赢得了这场"战役"。

直到发表获诺贝尔奖感言时，屠呦呦对这些经历依旧记忆犹新：在接受研发抗疟中药的任务后，她开始马不停蹄地搜集整理历代中医药典籍，走访老中医，同时调阅大量民间方药，编写出了包含 640 多种中草药的《疟疾单秘验方集》。

然而，要从 640 多种药物中筛选出对疟疾真正有效的药物，其难度可想而知。在研究青蒿之前，屠呦呦还研究过 190 多种样品，但都没有得到理想的结果，研究一度走入了死胡同。屠呦呦后来回忆道："我也怀疑自己的路子是不是走对了，但我不想放弃。"功夫不负有心人，就在她一筹莫展之际，却意外在古籍《肘后备急方》记载的"青蒿一握，以水二升渍，绞取汁，尽服之"中得到灵感，开始了对青蒿素的日夜研究。

20 世纪 70 年代我国的科研环境十分艰苦。当时实验室设备简陋，连基本的通风设施都没有，但任务时间又很紧迫，屠呦呦为了加快提纯速度，甚至用水缸取代实验室常规提取容器来提取青蒿乙醚中性提取物。没有防护装备的科研人员接触大量对身体有害的有机溶剂，出现了各种程度的症状，屠呦呦也患上了中毒性肝炎。

为了确保青蒿素用于临床的安全性，屠呦呦甘当"小白鼠"，以身试药，住进了北京中医药大学东直门医院。她向领导提交志愿试药报告时铿锵有力地说道："我是组长，我有责任第一个试药！"

对于她的选择，丈夫李廷钊既心疼又理解："一说到国家需要，她就不会选择别的。她一辈子都是这样。"

终于，屠呦呦受中医文献的启发，通过长期不懈的努力，发现了一种新的化学药物——青蒿素。

在发表诺贝尔奖获奖感言时，这位85岁老人的声音并不算十分有力，一如她颤颤巍巍的走姿。主持人在她演讲过程中一直跪在地上，一只手从后面扶着这位老人，另一只手为她拿着话筒。

她接过金色的奖章。作为回礼，她赠送给世界的礼物是一座中国医药学的宝库。

在获得诺贝尔奖后，其他荣誉也纷至沓来。2015年，国际天文学联合会将在宇宙中遨游的第31230号小行星命名为"屠呦呦星"。2016年，屠呦呦获得2016年度国家最高科学技术奖。2018年，她被授予"改革先锋"称号。她的事迹被写入教科书，成为全国青少年学习的榜样。2019年9月17日，她被授予"共和国勋章"。但对于人生进入第89个年头的屠呦呦来说，她更在意的事情是"在这座科学的高峰上，我还能攀登多久？"

诗经·小雅·鹿鸣

呦呦鹿鸣，食野之苹。我有嘉宾，鼓瑟吹笙。

吹笙鼓簧，承筐是将。人之好我，示我周行。

呦呦鹿鸣，食野之蒿。我有嘉宾，德音孔昭。

视民不恌，君子是则是效。我有旨酒，嘉宾式燕以敖。

呦呦鹿鸣，食野之芩。我有嘉宾，鼓瑟鼓琴。

鼓瑟鼓琴，和乐且湛。我有旨酒，以燕乐嘉宾之心。

文见中医

"青蒿素"来自黄花蒿，而不是青蒿

蒿，指蒿草，一种菊科植物，它有很多种，包括青蒿、牡蒿、茵陈蒿、芦蒿、黄花蒿等。青蒿素，就是从黄花蒿中提取的。这是怎么回事呢？

原来，这与历代医药著作中对蒿草植物的名称混淆使用，以及后人在引用和重命名时的不够严谨有关。在《神农本草经》《肘后备急方》《唐本草》等古代医著中，均有关于"青蒿"的记载，这其实就是如今学名为 *Artemisia annua* L. 的蒿草植物。

在李时珍的《本草纲目》中，将处于两个生长阶段的同一种

蒿草分别命名为"黄花蒿"与"青蒿"。明朝末年，这种蒿草被引入日本。当时的日本学者对《本草纲目》非常推崇，他们在引用时并未注意到《本草纲目》所述的"黄花蒿"与"青蒿"为同物异名，在保留了"黄花蒿"之名的同时，又张冠李戴地把"青蒿"之名给了另一种蒿属植物 *Artemisia carvifolia*，并被一直沿用下来。

屠呦呦从《肘后备急方》中获得灵感，带领研究团队用乙醚从黄花蒿中成功提取出了抗疟有效成分，依照我国古代医药著作的提法，将其命名为"青蒿素"。所以，现在植物学上所说的青蒿并不产青蒿素，真正产青蒿素的是黄花蒿。

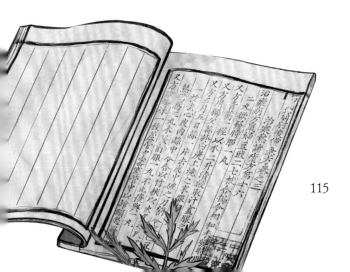

茵陈的功效与作用

茵陈、艾草、青蒿是三种不同的中药，它们在药材性状、药材基原、功效主治等方面均有差异。民间有"三月茵陈四月蒿"的说法，意思就是采摘茵陈的时间非常关键，三月的茵陈能治黄痨，四月的青蒿只能当柴烧。

作为自然界中很不起眼的一种野草，茵陈在全国各地都有分布，在路旁、山坡、林下及草地时常能看见它的身影。它全身都是宝，我们一起来看看茵陈长什么样，并学习一下它的功效与作用吧！

《神农本草经》记载，茵陈为专治黄疸之要药。医圣张仲景治疸证，多用茵陈，在其所著的《伤寒杂病论》中，茵陈蒿汤出

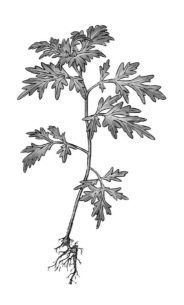

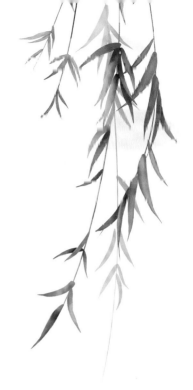

现了 3 次。

历代医家经过长期的临证实践，总结出了茵陈的几种简便用法：

（1）治感冒、黄疸、漆疮，可用茵陈 18 克，水煎服。

（2）治遍身风痒生疥疮，可用茵陈适量，煮浓汁外洗。

（3）治风瘙瘾疹、皮肤肿痒，可用茵陈、荷叶打粉为散，食后服。

（4）治眼热红肿，可用茵陈、车前子各等份煎汤，以细茶调服数次。

（5）治口疮，可用茵陈烧灰涂之，有汁吐去，一宿即效。

（注：本文中所载药方和治疗方法，请在医师指导下辨证使用。）

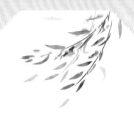

辑三
正史里的中医

中华文明，历史悠久；中华医药，源远流长。

古圣先贤，群星璀璨；历代名医，熠熠闪光。

即便出身贫贱，却胸怀仁爱，立志悬壶济世；

哪怕千难万险，仍矢志不移，终成一代名医。

他们精研医术，以回春妙手护佑苍生之健康；

他们精修医道，以医者仁心成为万世之榜样。

他们从正史里走来，早已名垂青史；

他们在人心中扎根，必将万代传扬！

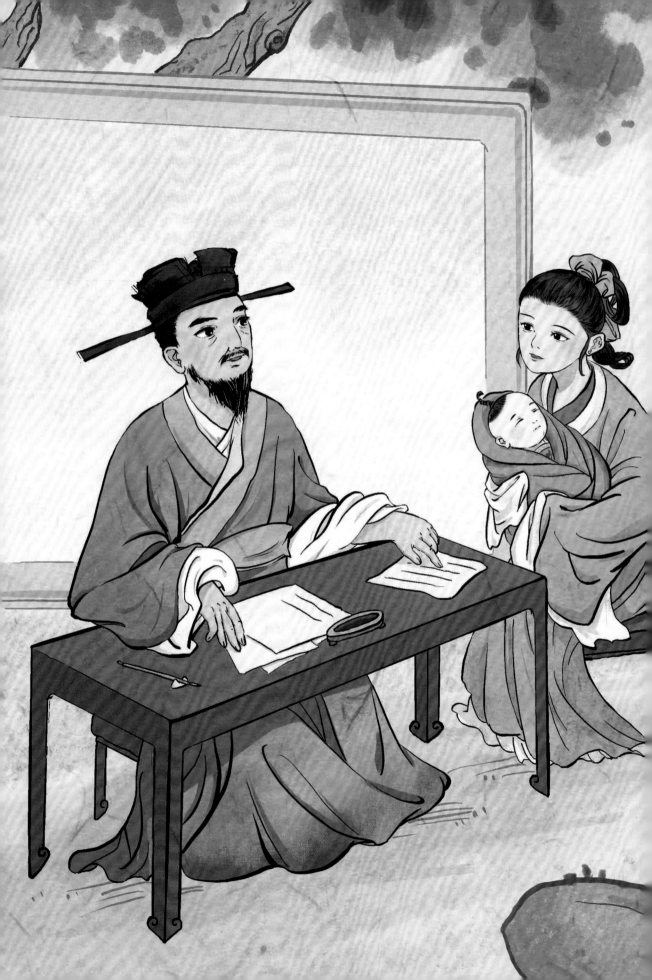

儿科圣手钱仲阳

钱乙，字仲阳，宋代著名医学家，是我国医学史上第一位儿科专家，约生于1032年，卒于1113年，享年81岁。

钱乙祖上是浙江钱塘人，与吴越王钱镠（liú）有宗族关系。五代末期，吴越第五代王钱俶（chù）归降宋朝后，钱乙的曾祖父钱赟（yūn）随吴越王北上，迁居至山东郓（yùn）州（今山东东平县），他的父亲钱颢（hào）擅长针术，但嗜（shì）好饮酒，喜爱游访。有一天钱颢隐姓埋名，从海上向东游访，再未归家。

钱乙3岁的时候母亲又病亡了，自此孤苦无依，好在他的姑姑可怜他，就收养了他。他的姑父姓吕，是一位医生。钱乙稍稍长大，一边读书，一边随姑父学医。随着时间的流逝，钱乙的姑父逐渐衰老，在其临终时，向钱乙讲述了他的家世。

钱乙放声痛哭，并请求按照父亲的踪迹去寻找他，前后共往返八九次，终于找到了父亲的所在地，又过了几年才把父亲接回家来，这时的钱乙已经30多岁了。

乡里人都为此既惊讶又赞叹不已，流下感动的泪水，很多人作诗赞扬钱乙的孝心。

7年之后，钱乙的父亲去世了，他按照礼法为父亲办了丧事。

钱乙对待姑父也像对待父亲一样，姑父去世时，因为没有儿子，钱乙按照礼法给姑父送终，又代姑父给表妹办好婚事，而且每年也像祭奠（diàn）父亲一样，为姑父祭奠。

钱乙深研《颅囟（xìn）经》，当初在山东一带以小儿医闻名。宋神宗元丰年间，长公主的女儿生病，召钱乙前往医治，效果显著。长公主上书奏请，授他为翰林医学，特赐（cì）他红色朝服。

第二年，皇子仪国公患手足痉挛（luán）病，众御医不能治愈。长公主向宋神宗推荐钱乙，说钱乙虽是民间出身，但有不寻常的医技。宋神宗立即召他入宫，钱乙仔细诊察以后，开出了黄土汤的方子，很快就治好了仪国公的病。

皇帝召见钱乙，要嘉奖他，并询问为什么黄土汤能治愈仪国公的手足痉挛。钱乙回答道："因为土能制水，水受制，则肝木得以平，肝风痉挛就自然平息了。况且，以前的几位御医治疗的效果已经接近病愈，我治疗的时候恰逢疾病痊愈。"

宋神宗对他的回答十分满意，擢（zhuó）升他为太医丞，赐予紫衣官服和金鱼袋。从此钱乙声名甚盛，被誉为"儿科之圣"。上至皇亲国戚，下至士人百姓之家，都愿意请钱乙为他们治病，以至于钱乙没有空闲的时日。不久，钱乙因病辞官。

后来宋哲宗又召他回内宫侍奉，又过了段时间，钱乙又托病辞官，宋哲宗准允他回归故里，此后再未出任官职。

钱乙辞官归家的时候，闭门谢客，不戴帽，不穿鞋，坐卧在床上，时时读史书杂著。有好友来访，就饮酒畅谈。有兴致想走动走动时，就让两个仆人用轿子抬着悠游于间里巷间。有人邀请他，他是不肯去的。但患者挤满堂前的时候，不管老幼、远近，钱乙都认真诊治开方，众人纷纷致谢，满意而归。

钱乙从小身体虚弱多病，但性情坦率，平易近人，不讲究俗礼。而且他和父亲一样嗜好饮酒，上了年纪以后疾病屡次发作，他总能根据自己的经验进行诊断治疗，疾病很快就痊愈了。

但是，最后一次发病时，钱乙感觉周身疲惫无力，判断情况不妙，于是叹气说："这就是所谓的周痹啊！周痹入了脏腑，人就要死了，我大概是要不行了。"但随即他又说："我能把病灶转移，使它发作在我的四肢。"

于是亲自制药，日夜饮服，没有人见过他的药方。过了不久，钱乙左侧手足拘挛痿废。他欣喜地说："可以啦！"

紧跟着，他让亲人登上东山，寻找菟丝生长的地方，举着烛光在菟丝下巡照，在烛火熄灭的地方往下挖，得到了像斗一样大的茯苓。接着他按照一定方法服食，一个月后吃完了。从此，他左边的手足虽然偏废不能用了，但是整个人却气壮骨坚，犹如无病常人一般。

钱乙医技高超，常常能诊断治疗常人难以想象的疾病。比如，长公主的女儿患泻痢，病情危重，钱乙预判"出了疹子后才会好"。第二天，长公主的女儿果然出了疹子后就痊愈了。

又比如，另一个皇亲国戚的大儿子患病，钱乙说他大儿子的病不需要用药就会好。一回头钱乙看见了他的小儿子，说："这孩子早晚会突然发病的，很吓人，但3天后过了午时就没事了。"果然第二天他的小儿子抽风，病情紧急。这个皇亲国戚赶紧请钱乙来治，3天后，病被治愈。如此之事不胜枚举。

钱乙对医籍无所不读，别的医生小心翼翼地拘泥遵守古法，他却能灵活取舍，最终跟古法相合。论述医理，多位有名望的老医生都不能难倒他。

钱乙尤其精通药理，通晓各种事物道理，能辨别纠正书中的缺漏、错误。有人得到奇异药物，或者遇到疑难事情来请教他，他一定能为他们答疑解惑，且回去考证，全能符合。

钱乙还撰著书籍以传道，著有《伤寒论发微》5卷、《婴孺论》百篇、《小儿药证直诀》3卷等。

正史原文

钱乙，字仲阳，本吴越王俶支属，祖从北迁，遂为郓州人。父颖善医，然嗜酒喜游，一旦，东之海上不反。乙方三岁，母前死，姑嫁吕氏，哀而收养之，长诲之医，乃告以家世。即泣，请往迹寻，凡八九反。积数岁，遂迎父以归，时已三十年矣。乡人感慨，赋诗咏之。其事吕如事父，吕没无嗣，为收葬行服。

……

士病欬，面青而光，气哽哽（呼吸阻塞不畅的样子）。乙曰："肝乘肺，此逆候也。若秋得之，可治；今春，不可治。"其人祈哀，强予药。明日，曰："吾药再泻肝，而不少却；三补肺，而益虚；又加唇白，法当三日死。今尚能粥，当过期。"居五日而绝。

孕妇病，医言胎且坠。乙曰："娠者五脏传养，率六旬乃更。

诚能俟其月，偏补之，何必坠？"已而母子皆得全。又乳妇因悸而病，既愈，目张不得瞑。乙曰："煮郁李酒饮之使醉，即愈。所以然者，目系内连肝胆，恐则气结，胆衡不下。郁李能去结，随酒入胆，结去胆下，则目能瞑矣。"饮之，果验。

乙本有羸疾，每自以意治之，而后甚，叹曰："此所谓周痹也。入脏者死，吾其已夫。"既而曰："吾能移之使在末。"因自制药，日夜饮之。左手足忽挛不能用，喜曰："可矣！"所亲登东山，得茯苓大逾斗，以法啖之尽，由是虽偏废，而风骨悍坚如全人。以病免归，不复出。

乙为方不名一师，于书无不窥，不靳靳守古法。时度越纵舍，卒与法会。尤邃《本草》诸书，辨正阙误。或得异药，问之，必为言生出本末、物色、名貌差别之详，退而考之皆合。末年挛痹浸剧，知不可为，召亲戚诀别，易衣待尽，遂卒，年八十二。

——出自《宋史·钱乙传》

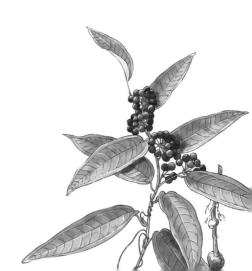

五行理论可预测疾病发展

《宋史》中记载钱乙能预判"士人"的生死，就是运用了五行理论来预判疾病的发展方向。

中医按照疾病的症状、体征特点进行五行配属，从中找到症状、体征与疾病本质之间的五行关系，并按照生、克、乘、侮的规律来判断疾病的发展与预后。

相生就是"木生火，火生土，土生金，金生水，水生木"。好像母与子的关系，但这个是如环无端的循环。

相克就是"木克土，土克水，水克火，火克金，金克木"。

相乘的顺序呢，与相克的顺序相同，只是在程度上克的强度更大。

相侮的顺序呢，与相克的顺序正好相反，即土侮木、水侮土、火侮水、金侮火、木侮金，也就是被克的一行异常强大，而反过来欺侮克的一方。

这就好比狮子对野牛是克的，平时维持好狮群和野牛群的比例，环境就相对稳定。一旦狮群的数量激增，那对野牛群就可能带来毁灭性打击，这就是相乘。一旦狮子落单了，落到了野牛群里，野牛必然群起而攻之，这狮子在野牛群的围攻下会死得很惨，这种情况就可以看作是相侮。

《宋史·钱乙传》记载的士人的病情，属于五行相侮，是"逆候"。钱乙给出的治疗方案是泻肝且补肺，也就是抑强扶弱。但是两度泻肝，三度补肺，结果并没有起到作用，士人反而出现了"唇白"，就说明疾病已经累及了脾脏的精气，难以救治了。

学以致用

治疗积食的推拿妙招

古人说："若要小儿安，三分饥与寒。"然而现在人们生活水平提高了，孩子们经常出现吃得太多而积食的现象。下面介绍几个治疗积食的推拿方法。

1. 清大肠经：大肠经位于小儿食指桡侧缘，自食指尖至虎口成一直线。操作时，一手持小儿食指以固定，另一手以拇指螺纹面由小儿虎口推向食指尖，推 100 ~ 500 次，有清利肠腑、除湿热、导积滞的作用。

2. 揉板门：板门位于手掌大鱼际平面，从虎口到腕横纹桡侧端画一直线，取其中点即是。操作时，以一手持小儿手部以固定，另一手拇指端揉板门，揉 50 ~ 100 次，有健脾和胃、消食化滞的作用。

3. 推四横纹：四横纹位于掌面食、中、无名、小指近侧指间关节横纹处。操作时，一手将患儿四指并拢，另一手拇指螺纹面在四横纹处来回推动，推 100 ~ 300 次，有调中行气、和气血、清胀满的作用。

4. 分腹阴阳：操作时，小儿仰卧，家长用两手拇指指端沿肋弓角边缘，向两旁分推 100 ~ 200 次，有健脾和胃、理气消食的作用。

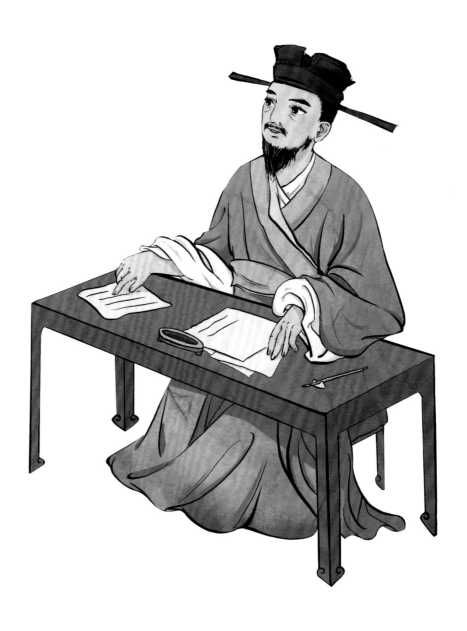

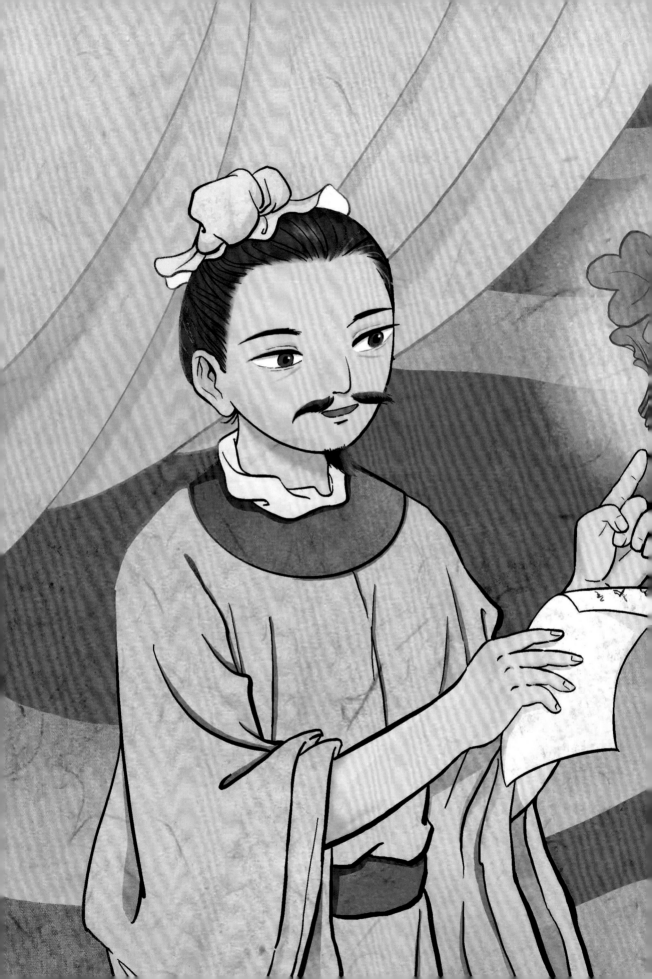

杏林高手庞安时

庞安时，约生于 1042 年，卒于 1099 年，字安常，以字行世，蕲（qí）州蕲水县（今湖北浠水县）人，出生于中医世家，北宋著名医学家，医术十分高超，时人称之为"神医"。

庞安时小时候就非常聪明，幼年识字读书，过目不忘。他的父亲是一名医生，从小就教他背诵医学口诀，还经常给他讲说扁鹊等古代名医的治病医案。时日不久，他就能从中悟出临床的医理，并且形成自己的看法，开始不断跟父亲进行医学理论的争辩，几次他都能据理力争，让父亲心悦诚服。父亲为还是孩子的庞安时有这样的学识感到吃惊和骄傲。

后来，不到 20 岁的庞安时因幼年所患耳疾发作，听力急剧下降，以致完全听不见，旁人与他沟通不得不用笔谈。苏东坡与其交往甚厚，曾在《东坡杂记》中写道："蕲州庞安常，善医而聩，与人语，书在纸，始能答。"

庞安时学识渊博，除医书之外，还广泛涉猎经传百家，有关于医道的无不通览，悬壶行医时，治病十愈八九。因其医疗经验丰富，常常能起顽疾重疴，而医名震于天下。

南宋洪迈的《夷坚志》里记载有庞安时一针救两命的故事。

朱新仲在桐城县居住时，有个孕妇即将分娩，但生了 7 天还没有生下来，药物也用了，符水也喝了，但是都没有用。当时的名医李百全偶然来到朱新仲家里，朱新仲便邀请李百全前去诊视孕妇。李百全诊视后说："这种情况没有可用的药物，只能用针法，但是我的技艺没有达到这种境界，不敢下针治疗。"然后就回去了。

正巧，李百全的老师庞安时到他家做客，于是他便邀请老师一同去见朱新仲。朱新仲给庞安时讲述了孕妇的情况，并说："孕妇家里不敢劳您大驾，但是人命至重，您能否屈尊前去一趟救治孕妇呢？"庞安时即刻答应了，随他们一起去了孕妇家里。

庞安时一见孕妇，就连声说："这个不会死的！"随即让孕妇的家人用热水暖孕妇的腰腹部位，并亲自用手给孕妇按摩，顺势在孕妇腹部轻轻扎了一针，并迅速拔出。孕妇感觉腹中微微作痛，呻吟之间生下一个男孩儿，母子平安。

孕妇的家人十分惊喜，忙不迭地拜谢庞安时，敬之如神！

宋代曾敏行《独醒杂志》里有记载庞安时用葵菜（蔬菜名）治丹石毒泻痢的故事。

毛公弼镇守泗州（今安徽泗县），患痢疾久治不愈，直到罢官归里才请名医庞安时医治。

庞安时诊察以后说："你这病是服用丹石中毒引起的，不是一般的泻痢。"随即，庞安时给他煮了一锅葵菜，让他吃下去，并告诉他："你吃了这些葵菜，会拉出来一些不寻常的东西。"

第二天，庞安时再次来到毛公弼家里，给他看完病以后说："丹石毒还没有排出来。"并问他昨天吃了多少葵菜。毛公弼说才吃了两盂。庞安时说："我给你煮的药，升合铢两自有量度，必须

132

次全部吃下，你的泻痢才能被治好，否则病不可治。"

于是，庞安时又按前量再煮了一锅葵菜，强令他吃光。毛公弼按照嘱咐，吃光了所有的葵菜。吃完不多久，就大泄几次，大便呈五彩斑斓状。

庞安时检视以后说："这就是丹石毒，你的病除去了。虽然病根除去了，但因为你年高病久，再加上又用泄下法排毒，腿脚必然软弱无力，这是正常现象，切不可因此再吃其他药啦。"庞安时又赠送两瓶牛膝酒给毛公弼。酒喝完以后，毛公弼完全康复了。

庞安时58岁时患病，他的徒弟请他自己给自己把脉。他笑着说："我诊察得很详细啦，且出入息也是脉气，现在我的胃气已经绝尽了，撑不了多久了。"于是就不再服用药物了。

几天后，庞安时在跟客人坐着谈话的时候去世了。他一生中留下了很多著作，目前存世的有《伤寒总病论》6卷。

正史原文

庞安时，字安常，蕲州蕲水人。儿时能读书，过目辄记。父，世医也，授以《脉诀》。安时曰："是不足为也。"独取黄帝、扁鹊之脉书治之，未久，已能通其说，时出新意，辨诘不可屈。父大惊，时年犹未冠。已而病聩，乃益读《灵枢》《太素》《甲

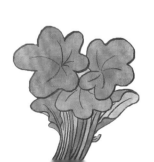

乙》诸秘书，凡经传百家之涉其道者，靡不通贯。尝曰："世所谓医书，予皆见之，惟扁鹊之言深矣。盖所谓《难经》者，扁鹊寓术于其书，而言之不祥，意者使后人自求之欤！予之术盖出于此。以之视浅深，决死生，若合符节。且察脉之要，莫急于人迎、寸口。是二脉阴阳相应，如两引绳，阴阳均，则绳之大小等。故定阴阳于喉、手，配覆溢于尺、寸，寓九候于浮沉，分四温于伤寒。此皆扁鹊略开其端，而予参以《内经》诸书，考究而得其说。审而用之，顺而治之，病不得逃矣。"又欲以术告后世，故著《难经辨》数万言。观草木之性与五脏之宜，秩其职任，官其寒热，班其奇偶，以疗百疾，著《主对集》一卷。古今异宜，方术脱遗，备阴阳之变，补仲景《论》。药有后出，古所未知，今不能辨，尝试有功，不可遗也。作《本草补遗》。

为人治病，率十愈八九。踵门求诊者，为辟邸舍居之，亲视馔粥药物，必愈而后遣；其不可为者，必实告之，不复为治。活人无数。病家持金帛来谢，不尽取也。

尝诣舒之桐城，有民家妇孕将产，七日而子不下，百术无所效。安时之弟子李百全适在傍舍，邀安时往视之。才见，即连呼不死，令其家人以汤温其腰腹，自为上下拊摩。孕者觉肠胃微痛，呻吟间生一男子。其家惊喜，而不知所以然。安时曰："儿已出胞，而一手误执母肠不复能脱，故非符药所能为。吾隔腹扪儿手所在，针其虎口，既痛即缩手，所以遽生，无他术也。"取儿视之，右手虎口针痕存焉。其妙如此。

有问以华佗之事者，曰："术若是，非人所能为也，其史之妄乎！"年五十八而病作，门人请自视脉，笑曰："吾察之审矣，且出入息亦脉也，今胃气已绝，死矣。"遂屏却药饵。后数日，与客坐语而卒。

——出自《宋史·庞安时传》

文见中医

丹药虽好，不可误用

丹是中药的常用剂型之一，有非常悠久的历史，有一部分丹药如红升丹、白降丹、一九丹、九一丹、五五丹等，在临床中，尤其是外科疮疡的治疗中有非常好的效果，沿用至今。

但是，寻求长生不老的仙丹，企图不死而成仙，道教追求不老仙丹的理论和实践，对古代养生学的发展产生了极其不良的影响，是中医养生学里的一股浊流。

这股浊流源于先秦，兴盛于六朝至唐宋，直到明清之际才日趋衰微。其间，许多帝王都笃好神丹妙药，以求长生不死，如齐威王、齐宣王、燕昭王、秦始皇等人就曾经费尽心机求仙药。魏晋时期士大夫阶层兴起服食"五石散"，其成分就是炼丹的材料。就连雄才大略的唐太宗李世民，也因服食丹药中毒而死，年仅52岁。唐代还有多位皇帝都因服食丹药中毒而死。

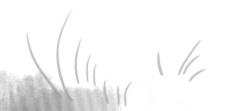

然而历代方士的鼓吹和金丹道教派的兴起，使炼丹求仙的风气长盛不衰。历代不乏名士、医家对这种理论进行批评，但收效甚微。

清代名医徐大椿在《神农本草经百种录》里谈道："……伏羲画卦，列圣系辞，何尝有长生二字，此乃假托大言以愚小智，其人已死，诡云尚在。试其术者，破家丧身，未死则不悟，既死则又不知。历世以来，昧者接踵，总由畏死贪生之念，迫于中而反以自速其死耳。悲夫！"

金丹虽然不能让人长生不死，但道教徒在炼丹的过程中，多方探索，反复实践，积累了丰富的矿物、冶炼、化学等知识，创造出了许多实验器具和方法，后来被阿拉伯人传入欧洲，为化学科学的发展做出了贡献。英国著名的科学技术史专家李约瑟称炼丹术是制药化学的开端。

学以致用

如何正确对待身体的残疾

庞安时年轻时就完全耳聋，与他人沟通不得不通过纸笔交流，但是他仍然成为一代名医，并且还教出了很多优秀的弟子。这种身残志坚、百折不挠、立志向前的精神，值得我们每个人赞扬和学习。

世界是多彩的，也是不完美的，很多人或多或少会有一些缺陷，没有人是十全十美的。我们该如何正确对待自身及他人的残疾呢？

"上帝给你关上一扇门，就会同时为你打开一扇窗。"作为残疾人，要能接受自己残疾的事实，能面对自己真实的身体状态，明白残疾只是自己生活的一部分，绝不是生活的全部，残疾也是一种生活方式。

史铁生、张海迪、邰丽华等无数人的故事告诉我们，残疾人虽然要面对生活中的更多困难，但是一样可以拥有精彩的人生。要明白，身体的残疾并不是自己的错，也不是由自己的原因造成的，努力去做自己喜欢的事情就好，不管是精彩还是平庸，都要好好去享受自己的人生。

正确对待残疾人是我们每个人的责任。作为身体健全的人，首先要改变认知，在人格上给予残疾人尊重；其次是平等对待，在生活中为其提供帮助；最后是和谐相处，与残疾人建立友善的人际关系。总之，"爱出者爱返，福往者福来"，"赠人玫瑰，手有余香"，学会尊重别人，生活才会更加美好。

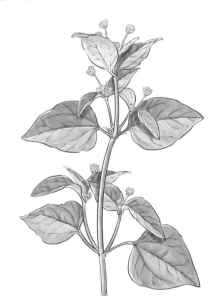

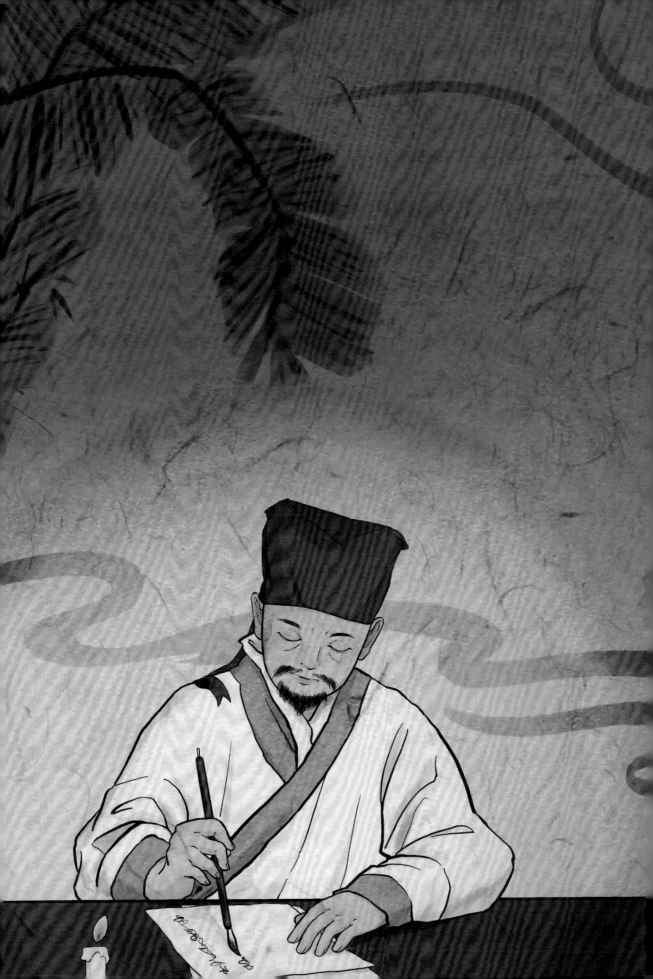

德艺双馨李东垣

李杲，字明之，号东垣老人，金代真定（今河北正定县）人，生于 1180 年，卒于 1251 年。

李杲家境殷实，为当地豪门望族，他早年以儒业为主，随名师修习孔孟之学。后因母亲王氏生病，请了很多医生都没能治好。因为自己不懂医术，面对母亲的疾病束手无策，李杲感到非常伤心，于是立志学医。

后来，李杲听说易水有位非常有名的医生张元素，于是捐了很多钱，投师张元素门下刻苦学医。

李杲本是位博学君子，张元素又是循循善诱的一代宗师，朝夕研摩之下，不过数年，李杲就已尽得师传，学有所成。

由于家境富裕，李杲学成后并未行医，而是进纳得官，赴济源（今属河南）做了税务监理。

其后，蒙古与金之间兵事日繁，广大北方沦为战场，李杲为躲避兵祸，南下汴梁（今河南开封），开始给人看病，医术非常好，于是广为世人所知。

李杲少年时曾拜冯叔献为师，研习《春秋》。叔献有个侄子冯栎，在 15 岁那年患了伤寒病，双目发红，口渴多饮，脉一息七八次，别的医生诊后用峻下之法疗之。

这天，恰逢李杲前去看望冯叔献，冯叔献便将侄子的病情告诉了他。李杲切脉后十分惊讶，连说："几乎害了此儿！"

因为这是真寒假热证，当用干姜、附片等大辛大热之药主治，而别的医生却用了寒凉攻下药，导致没多久患者指甲颜色就开始变黑。李杲所配温热药煮好后，冯栎顿服了8两，这才转危为安。

在传记结语中，作者说"杲之设施多类此"，可见李杲生平治验远不止这些。如果说《元史》着重写了李杲的医术之奇，那么元初名士砚坚的《东垣老人传》则着重反映了李杲的品行之奇，读来尤觉亲切感人。

据记载，李杲幼年时即"异于群儿；及长，忠信笃敬，慎交游，与人相接，无戏言。衢间众人以为欢洽处，足迹未尝到，盖天性然也"。

一次，一些暗中嫉妒李杲的年轻人，密议后设置了一桌酒席，请李杲赴宴。席间故意招来妓人"戏狎"之，有的妓人还动手扯他的衣服。李杲当即避席怒骂，还脱下外衣烧掉以示对这种行为的厌恶。

又有一次，官府安排当地乡豪接待南宋来的使者，李杲出身豪门，当然也在其中。府尹早就听说他虽然年轻，但是很有操守，于是有意一试，便暗示艺妓强迫他喝酒。在当时的情况下，李杲不便推辞，只好稍稍饮下，不料随即就大吐不已，退席而出。

试想，以李杲的门第出身，无一点公子哥的不良习气，处处洁身自好，清白做人，这种行为是多么难能可贵啊！

李杲虽然不苟言笑，却乐善好施，心地善良，在灾荒年间救助了很多流离失所的灾民。

后来他到济源监理税务时，又正逢当地流行一种被称作"大头天行（大头瘟）"的急性传染病，无数百姓染病死亡，众多医家都没有良策。

李杲看到这种情况非常难过，于是在公务之余，废寝忘食地研究救治方法，"循流讨源，察标求本"，终于制成一方，即著名的"普济消毒饮"。普济消毒饮一经试用，立即见效。

于是，李杲赶快将配方写出，张贴于人群聚集之地以供传用，一时不知救活了多少人的性命。当时因方子越传越远，用无不效，很多人以为是仙人所赐，还特意将它刻在石碑上以广其效。

医术高明的李杲十分希望能有合适的人选传其所学。有一天，他发愁地对朋友周德父说："我年纪大了，却一直找不到合意的弟子，这可怎么办？"

周德父听了，便向他推荐罗天益，说他性行敦朴，常常遗憾医业不精，有志于学，或许是可教之才，并且选了个日子，领罗天益来拜访李杲。

李杲一见天益便问："你是来学做觅钱医人呢，还是来学做传道医人呢？"罗天益诚恳地回答："只想好好传道罢了。"于是李杲收下了这个徒弟。

砚坚在《东垣试效方》的序中说："李君教人，讲释经书之暇，每令熟读本草。川陆所产，治疗所主，气味之厚薄，补泻之轻重，根茎之为用，华叶异宜，一一精究。"

可见，李杲对弟子在学业上要求极严。而在生活中，李杲又处处关心爱护弟子。

李杲自己当初学医时，曾捐千金作为束脩（可理解为学费），看到弟子罗天益生计艰难，他主动承担一切费用，几年之间日用饮食一一照顾周到，此外还特地赠银 20 两助其养家，用心可谓良苦。

后来，罗天益果然不负老师厚望，学成名家，曾以数剂天麻半夏汤治愈参政杨正卿的顽疾。杨氏感激不尽，特作古风诗一首相赠，诗云："东垣老人医中仙，得君门下为单传。振枯起怯入生脉，倒生回死居十全。"

李杲本人青出于蓝而胜于蓝，师承老师又多有发挥，在学术领域中取得了令人瞩目的成绩，创立了"脾胃内伤论"。因为治疗上特别重视培补后天脾胃，他成为"补土派"的开山鼻祖。

李杲还创制了许多名方，如补中益气汤、调中益气汤、升阳益胃汤、升阳散火汤、厚朴温中汤、当归六黄汤、朱砂安神丸、枳实导滞丸、通幽汤、清阳汤等。

李杲的另一重要贡献，是在针法方面独树一帜。在其学术代表作《脾胃论》《内外伤辨惑论》《兰室秘藏》中，有很多关于"针法"的记载，实开"针法"专题研究之先河，反映了他在针法方面的精深造诣。

李杲由于生前贡献卓著，因而被列入"金元四大家"，广受后人赞誉和尊崇。

李杲，守明之，镇人也，世以赀雄乡里。杲幼岁好医药，时易人张元素以医名燕赵间，杲捐千金从之学，不数年，尽传其业。家既富厚，无事于技，操有余以自重，人不敢以医名之。大夫士或病其资性高謇，少所降屈，非危急之疾，不敢谒也。其学于伤寒、痈疽、眼目病为尤长。

······

冯叔献之侄栎，年十五六，病伤寒，目赤而顿渴，脉七八至，医欲以承气汤下之，已煮药，而杲适从外来，冯告之故。杲切脉，大骇曰："几杀此儿。《内经》有言：'在脉，诸数为热，诸迟为寒。'今脉八九至，是热极也。而《会要大论》云：'病有脉从而病反者何也？脉至而从，按之不鼓，诸阳皆然。'此传而为阴证矣。令持姜、附来，吾当以热因热用（原文为'热因寒用'，因与医理不符，怀疑是史学家笔误所致，故改为'热因热用'）法处之。"药未就而病者爪甲变，顿服者八两，汗寻出而愈。

······

杲之设施多类此。当时之人，皆以神医目之。所著书，今多传于世云。

——出自《元史·李杲传》

文见中医

中医的反治法

文中李杲治疗冯叔献侄子的真寒假热证，用干姜、附片等大辛大热之药，药到病除，其实就是运用了中医的反治法。

反治是顺从其病症表现的假象而治的一种治疗原则，也称从治。这种治则采用与疾病假象性质相同的方药进行治疗，适用于疾病的本质与现象不完全一致的病症。

临床上有些疾病，特别是某些比较严重、复杂的病症，在证候表现上有时会出现寒热或虚实的真假之象并存混杂的情况。因此，辨证时要特别注意透过现象找到本质，不可被假象迷惑，以免造成治疗上的错误。

反治的治法性质与假象相一致，而对病症的本质来说，仍然是相逆的，所以反治的实质仍属于正治，治病求本是它的核心。

常见的寒热、虚实真假证有真寒假热证、真热假寒证、真虚

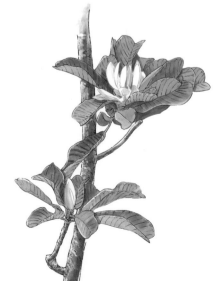

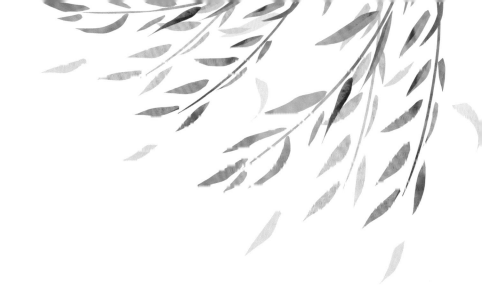

假实证、真实假虚证，所以反治法主要有以下四种：热因热用、寒因寒用、塞因塞用、通因通用。

例如，热因热用，前一个"热"，指治法和方药的性质；后一个"热"，指病症出现的假象属性。所以，热因热用就是用温热性质的方药治疗具有假热现象的病症，即以热治热。适用于阴寒内盛、格阳于外的真寒假热证。因为寒盛是病症的本质，热象属于假象，所以用温热的方药治其真寒，假热便会随之消失。真寒假热证用温热法治疗，温热治法对"假热"现象而言，属于"热因热用"的反治法；而对于"真寒"本质来说，就属于"寒者热之"的正治法。

寒因寒用、塞因塞用、通因通用的含义，可以以此类推。正确理解并有效运用反治法，对提高中医临证水平有着重要意义。

中药汤剂宜冷服还是热服

一般来讲，中药汤剂采用温服法居多。不过，受病情、药理等因素影响，也存在不少特殊情况，如上述热证用寒药而温服、寒证用热药而冷服即是一例。此外，常见的例外情形还有以下几种：

1. **寒证用热药宜热服，热证用寒药宜冷服。**这是利用药物的寒热偏性来纠正疾病的偏性。服用时热药热服、寒药冷服，令服法与药性趋同，可加强药物之力，更利于疾病恢复。例如，四逆汤等温热剂多用于里寒证，宜热服；而香薷饮、普济消毒饮等清热、消暑类寒凉药剂宜冷服。

2. **凡外散表邪的药宜热服。**因热性上行发散、寒性收敛凝滞，故外散表邪之药宜得热性相助。尤其是辛温发汗解表之剂不仅要热服，服后还需温覆，以取微汗。如桂枝汤，服后还须进热粥，目的就是佐助药力。

3. **解毒药宜冷服。**因此类药剂较热可促进毒物扩散，较凉则利于毒物瘀滞排出，故宜冷服。

4. 根据药物作用特点判断。理气类汤剂，热则易舒，凉则易滞；补血、活血类药剂，寒则瘀阻，热则沸溢。故需行血通络、达筋透骨者均宜热服；需收涩固精、凉血止血者均宜冷服。

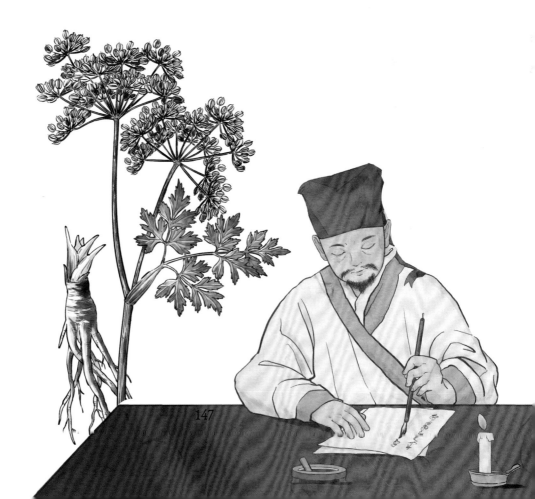

147

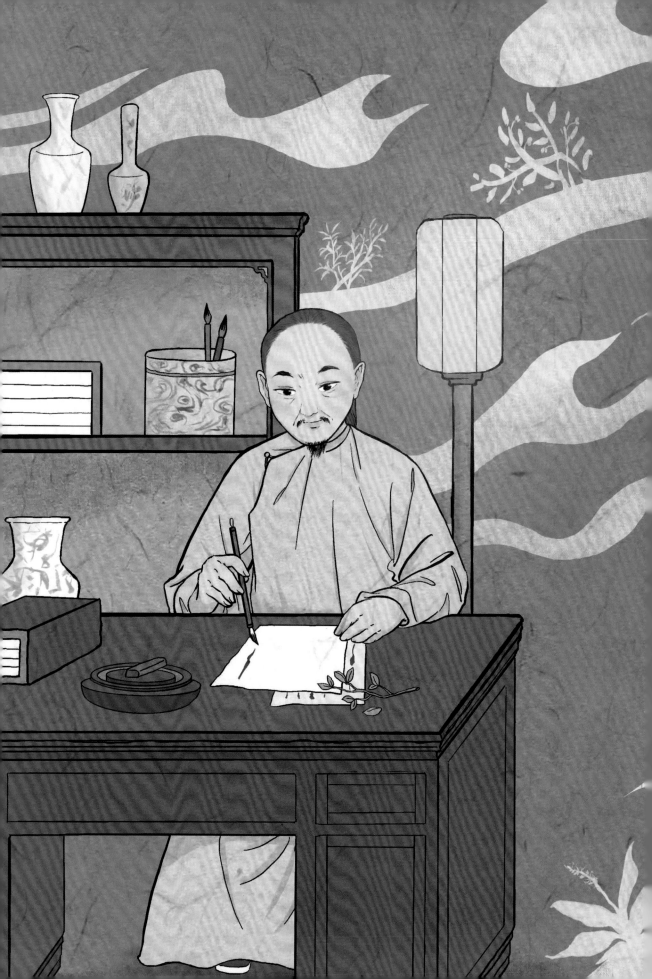

药学名家吴其濬

吴其濬（jùn），字季深，一字瀹（yuè）斋，号吉兰，别号雩（yú）娄农，河南固始人。清代植物学家、药物学家，生于1789年，卒于1847年。

吴其濬天资聪颖，学识渊博，稀世之才，于1817年高中状元，是整个清朝114名状元中唯一出身河南的状元。皇帝钦赐"状元"匾，授翰林院修撰。

1819年，吴其濬出任广东乡试主考官。此后又历任湖北学政、鸿胪寺卿、通政司副使、内阁学士兼礼部侍郎、兵部左侍郎、户部右侍郎、江西学政、代理湖广总督、云贵总督、湖南巡抚、浙江巡抚、云南巡抚、福建巡抚、山西巡抚等职，为官20多年，到任过山西、湖北、湖南、江西、浙江、福建、云南、贵州等省的很多地方，有"宦迹半天下"之称。

吴其濬出生于官宦世家，其父、兄皆为高官。据说在吴其濬父亲40岁寿辰时，有贺客指着摆在寿堂的仙人掌问他："仙人掌为何不长叶子？"年幼的吴其濬不知道仙人掌上的刺即其针状叶，一时竟为之语塞。从此年幼的吴其濬就决心研究植物。

1821年，吴其濬父亲病故，不久其伯父、兄长相继过世，两年后其生母也因病过世，他因此居家丁忧守丧长达8年。

在此期间，吴其濬特地在固始县城东南买田10多亩，辟为植物园，名曰"东墅"，在园内培植多种植物。与此同时，他翻阅大量古籍，总结前人经验，并躬身实践，细心观察，考订了各种植物的特性，并深入大别山采集标本。

因为当年不识仙人掌之刺即为其针状叶的经历，吴其濬在植物园里采用嫁接的方法，几经试验，终于培育出了现在广为人知的优良花卉"蟹爪兰"。

丁忧期满后，吴其濬开始宦游天下。凡所到之处，公务之余他都在研究植物学和药物学，每到一处便亲自去搜集资料，或役使他人代为整理文献。他注意观察，了解并研究各地物产丰瘠与民生的关系，根据耳闻目见，绘图列说，同时辑录古籍中有关植物的文献。

在严谨的治学态度和"宦迹半天下"的经历加持之下，吴其濬参考800余种古代文献，对每种植物的方方面面都详加考订，绘制精良逼真的植物图。积多年心血，完成巨著《植物名实图考》38卷，7万余字，收载植物1 714种，分12类，附图1 800余幅。

吴其濬认为一切真知来源于实践，论对植物的了解，劳动人民最有发言权，因而他特别善于向劳动人民学习。他向农民请教过如何分辨五谷中的黍和稷；从老百姓那里得知"薇"有两种，一种结实，一种不结实，结实者豆可食，不结实者茎、叶可食；向老菜农请教如何识别芜菁。

吴其濬还认为做学问要脚踏实地，他对只靠耳食、不由目验的研究方法是持反对态度的，在其著作《植物名实图考》里，记录着他于实地一丝不苟地观察实物的事迹。

吴其濬既不是单凭文献材料，做一些文字上的考证，也不囿于前人的说法，是古非今。而是以实物观察为依据，与文字记载相互印证。有时因错过了季节，他没能得到某种植物的标本，过了多年还耿耿于怀，引以为憾。

对于许多可疑的植物，虽然经过研究比较，仍然不能盖棺定论的，吴其濬就采取实事求是的态度，留待以后继续研究，从不妄下结论。如有形状、性味相似，而名称不同者；有名称相同，而形状、性味并不完全一样者；有以所见事物与文献记载印证，似是而非者；有些植物确曾亲见，然人皆不能识者，历代本草也无相关记载者等。

《植物名实图考》在国内外都享有很高的声誉，直到今天，仍然是我们从事植物学研究的重要参考资料，比《本草纲目》所收载的植物增加了 500 多种，且对云南、贵州的植物记述相当之多，对植物的名称和实物进行了考证，使植物名称和实物一致，为植物学分类提供了宝贵的资料。书中所绘植物形态图，比较精细且接近于真实。因此后人重印《本草纲目》时，遇有植物图缺损的，径直拿《植物名实图考》里的插图来用。

吴其濬的贡献在于对植物名称和实物进行考证，对收录的每种植物都详细描述其形色、性味、用途和产地，并附有插图，对于植物的药用价值，重点加以介绍，说明它的功效和用法。更重要的是，他对研究药用植物学提供了有力的帮助，解决了一药多名、一名多药的问题。这是自《神农本草经》以来就遇到，且此后一两千年内越积越多、越来越难解决的问题。比如，"术"有"荆门军术""石州术""越州术""歙州术""商州术""齐州术"和"吴术"等多种不同地方产的"术"。

这些实际问题，在用药安全方面是绝对的影响因素。吴其濬做了前人未曾做过的事业，开辟了一个新的研究领域——药用植物学，为医家安全用药给予了支持和指导。

吴其濬不仅是著名的植物学家，而且在医药学、农学、园林、矿物、水利等诸多方面，均有精深的研究和出色的贡献。

正史原文

吴其濬，字瀹斋，河南固始人。父烜，兄其彦，并由翰林官至侍郎，屡司文柄。其濬初以举人纳赀为内阁中书。嘉庆二十二年，成一甲一名进士，授修撰。二十四年，典试广东，其彦亦督顺天学政，词林称盛事。道光初，直南书房，督湖北学政，历洗马、鸿胪寺卿、通政司副使，超迁内阁学士。十八年，擢兵部侍郎，督江西学政，调户部。二十年，偕侍郎麟魁赴湖北按事，总督周天爵嫉恶严，用候补知县楚镛充督署谳员，制非刑逼供，囚多死，为言官论劾，大冶知县孔广义列状讦之，讯鞫皆实，复得楚镛榷盐税贪酷，及天爵子光岳援引外委韩云邦为巡捕事，天爵论褫职戍伊犁，革光岳举人，镛荷校，期满发乌鲁木齐充苦役，巡抚伍长华以下降黜有差。命其濬署湖广总督，寻授湖南巡抚。

二十二年，崇阳逆匪钟人杰作乱，进窥巴陵，其濬偕署提督台涌赴岳州防剿，檄镇篁兵分布临湘、平江诸隘，其濬移驻湘阴，贼袭平江，击却之。及人杰就擒，余党窜湖南者以次捕诛，叙优叙。部议裁冗兵，其濬疏言："湖南地逼苗疆，人情易扰。裁者无多，徒生骄卒之疑，而启苗、瑶之伺。"总督裕泰寻定议苗疆近地并仍旧额。二十三年，调浙江，未行，武冈匪徒聚众阻米出境，戕知州，捕治如律。奏请于洪崖洞设巡卡，编保甲，以靖祸萌。寻调云南巡抚，署云贵总督。二十五年，调福建，又调山西，兼管盐政。奏裁公费一万两，严捕烟贩，时称其清勤。二十六年，乞病归。寻卒，赠太子太保，照例赐恤。寻复以其濬在山西裁革盐规，洁己奉公。特加恩子孙以彰清节：子元禧主簿，崇恩知县，荣禧通判，皆即选；又赐其子承恩、洪恩及孙樽让举人。

——出自《清史稿·吴其濬传》

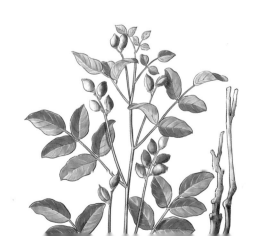

合理运用同药异名

中药命名由来多样，大体可归纳为以下几种：①根据道地药材产地命名；②根据生、态、色、相、气、味命名；③根据功能命名；④根据药用部位命名；⑤根据加工炮制命名；⑥根据传说故事命名。

不同地区、医生有着不同的用药习惯和惯用的药名，这就形成了一药多名、一药多品、一名多药的情况。

中药使用历史悠久、品种广杂，使得药名的使用存在较大的灵活性。除药典名外，尚有通用名、别名、隐名、古名（即古代文献名）等，这种情况自古有之。

比如，当年的京城四大名医之一施今墨先生就遇见这样一件事：一位天津富商因服陈方舟医生的方子"四君子汤"，觉得疗效甚缓，以为不对证，便求治于施今墨。施老诊察后认为陈医生所开方子对证，为使富商继续服用，便将方中的"人参、白术、茯苓、甘草"四味分别易名作"鬼盖、杨枹、松腴、国老"。服药数剂之后，富商痊愈，提重礼去谢施老。施老告诉他，应该谢的是陈医生，自己只是将药名改成了古名，方子是一样的。

施老的高明之处，就在于熟读经典，且能够掌握患者的心理，通过把药名换成古名，使他能够好好地配合医生的治疗，从而达到预期疗效。

认识身边常见的中草药

在生活中，我们身边有很多长相相似，功用却不同的植物，其中有些能食用，有些有毒。比如，胡萝卜与野胡萝卜（鹤虱）、蛇床，形态相似，功用差异却很大。

这里我们举个例子：薯蓣又叫山芋、白苕、蛇芋、铁棍山药等，大部分人都吃过，可是山药的植物形态见过的人可不多，到了野外很可能会认错，因为山药属于薯蓣科植物，而薯蓣科植物有很多。

我们身边就有很多的中草药，其中有一些是我们熟知的，如蒲公英、艾草、菖蒲、菊花、金银花、薄荷、夏枯草、鱼腥草、苍耳子、龙葵、茵陈、车前草、马齿苋、香附、紫苏、藿香、大蓟、小蓟、百合、益母草等，在很多地方的田间地头都能看到。

同学们，你能认出来几种呢？认出来的话，可以向身边的同学介绍一下它们的特性和功用。

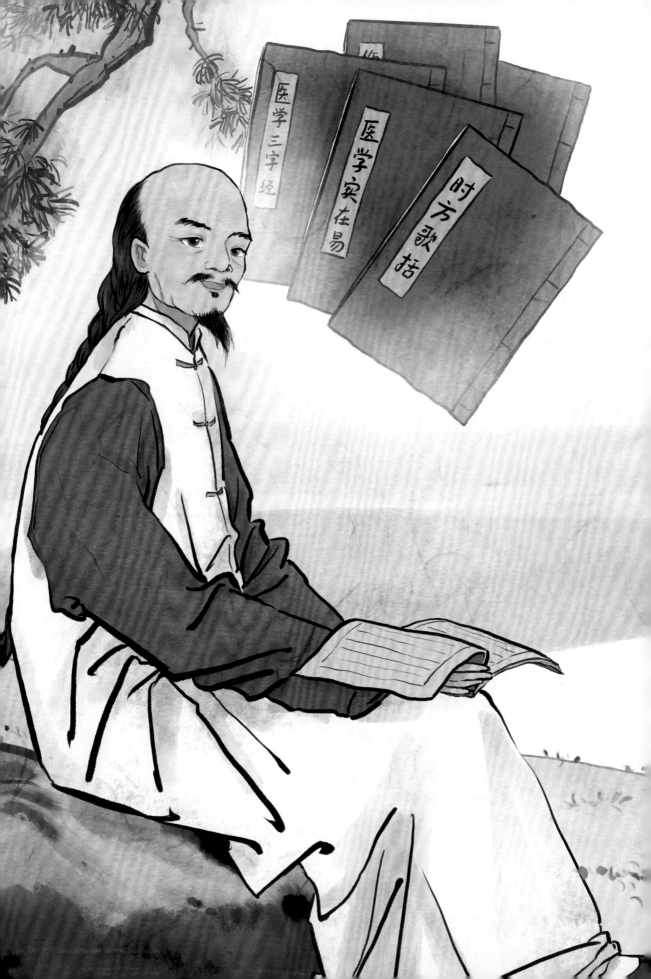

医学三字经

医学实在易

时方歌括

科普达人陈修园

陈修园是清代著名的医学家，出生于福建的长乐县（今福州市长乐区）。陈修园4岁的时候，父亲就去世了，后来一直跟着他的祖父陈居廊生活。

陈居廊知识渊博，尤其精通医理。年幼的陈修园一边攻读儒经，一边跟随祖父学习医学，很小的时候就能背诵《神农本草经》《伤寒论》等经典著作。他平时经常跟着祖父一起"出诊"，治好了不少乡亲们的疾病，小小年纪就声名鹊起，20多岁时已经能够独立行医了。

到1801年，考中举人9年后，陈修园终于当了县令，最先是在河北保定，后来又陆续做过好几个地方的知县，最高的官职是代理正定府知府。

虽然陈修园当官时政绩也很显著，但他对医学的热爱超过了做官的理想，他最崇敬的是医圣张仲景，希望能像张仲景一样行医救世，造福乡亲。一有时间，他就到书院讲学，同时继续向各地名医求教学习。

陈修园曾经治好了和珅的疾病，名震一时，不过最终还是托病回家，不愿意侍奉高官。年老归乡后，他把所有精力都用在讲学和著书上。

有一次讲学时，一个学生怯生生地说："老师，您讲得很好，就是我的基础比较差，很多地方听不懂。"

"听不懂？我已经努力去把这些经典讲得浅显了。如果你们读经典原著，那估计更困难了。"

"是的，老师。您确实已经讲得够浅显易懂了，相比其他老师，您不仅课讲得好，而且人也和蔼可亲。可是，我们中间学习最优秀的都考进士、考举人去了，我们天资愚钝，考不了功名，想学习一下医书，一来可以救百姓疾病之苦，二来也可以借此谋生度日。"

陈修园一时说不出话来。要知道，明清时期，名医层出不穷，医书也有很多，但都有一个共同的缺点——深奥难懂。医学本来就应该是最贴近大众的，不应该只属于少数的读书人。

"那你们觉得怎么讲，就容易听懂了？"陈修园诚恳地问学生。

站在旁边的学生七嘴八舌地说起来："像《三字经》那样，童叟皆知，如果像它那样浅显、也好记忆就好了。"

说话间，其中一个只上过几年私塾的学生摇头晃脑地背起了《三字经》："人之初，性本善。性相近，习相远……"

学生的话一下子击中了陈修园的心。是啊，医学本就艰涩，如果讲课的老师不能做到把课讲得浅显易懂，反而故弄玄虚，甚至故意把医理讲得云里雾里，学生犹如在茫茫大海中找寻方向，一旦学错，后果不堪设想，这样根本就不可能让医学一代代传下去。将艰深难懂的医学知识普及给大众，让医书都能够变得通俗易懂，医学普及的重任就这样落在了陈修园的肩上。

从此，陈修园一直在为中医科普而努力。"医之始，本岐黄，灵枢作，素问详，难经出，更洋洋。越汉季，有南阳，六经辨，圣道彰……"

陈修园很快便写完了《医学三字经》，这本书完全模仿古代通俗易懂的经典读本《三字经》的体式，以三字为韵，用千余言概述医学源流、医学理论及常见病症的论治，有论、有方、有药，简明扼要，便于初学者背诵和概览全局。另外，为了便于读者理解自己编写的歌诀，他在每句后面，都加了详细的注解。

当陈修园把《医学三字经》讲给学生听时，学生很快就记住了内容并能高声朗诵，原本百思不得其解的医学道理，经过陈修园用三字韵歌的形式讲解，一些学生一下豁然开朗了。

"老师给我们编了一本快速学会医学的入门宝典！"学生们奔走相告，这本书很快就在初学医者中间传开了。

这本医学科普书一时洛阳纸贵，连续重印，初学医的人发现，高深的医学知识原来也可以如此浅显通俗。

陈修园利用《医学三字经》打开了名气，后来他陆续又编写了《医学实在易》《时方歌括》等，都用了歌诀这种当时最容易被接受的科普语言，这些书既朗朗上口，便于诵读，又注重实用，内容深入浅出。

在当时，学医的人除了要读清代官方医学教科书《医宗金鉴》外，陈修园的医书几乎人手一册。不仅学医的人读，连一些平常老百姓家里，也藏有陈修园的书，碰到一些常见病、多发病，照着书里介绍的方子抓药，往往都能药到病除。

这一点，自信的陈修园在《医学实在易》里面专门写道："即素未习医，偶然得病，尽可按证用药，丝毫不错。"意思就是说，即使你不是学医的，但是如果得了病，也可以根据症状来取药、用药，肯定有效果。

清末名将林则徐对陈修园非常推崇，他拜读了多部陈修园的著作，甚至还为《金匮要略浅注》专门作序推荐，评价陈修园"近世业医者，无能出其右也"，认为陈修园是晚清时期最杰出的医学家。

时至今日，陈修园的《医学三字经》《医学实在易》等著作，依然是中医学生必读的中医著作之一。陈修园不仅影响了清代的万千学子，他还将指引着一代代中医学习者走上悬壶济世、治病救人之路。

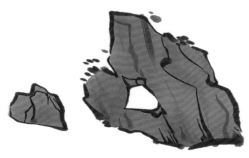

陈念祖，字修园，福建长乐人。乾隆五十七年举人。著伤寒金匮浅注，本志聪、锡驹之说，多有发明，世称善本。嘉庆中，官直隶威县知县，有贤声。值水灾，大疫，亲施方药，活人无算。晚归田，以医学教授，门弟子甚众，著书凡十余种，并行世。

——出自《清史稿》

文见中医

"提壶揭盖法"治疗小便不通

在《医学三字经》中，有这样一段歌诀："点滴无，名癃闭，气道调，江河决，上窍通，下窍泄。"在《时方妙用·卷四》中，陈修园也谈道："癃闭证……去其上闭，则下窍通矣。"这里面讲到的原理，其实就是中医的治疗方法之一，即"提壶揭盖法"。

日常生活中常看到这样一种现象：当一壶水烧开之后，如果把水壶壶盖上的小气孔塞住，则壶内的水就不容易倒出来，如果这时把壶盖打开，则可使水流如注了。在脏腑里，肺的位置最高，被称作脏腑之"华盖"，上面的盖子塞紧了，上下气机就不调畅，下面的水液也就不能排出体外，从而形成小便不利、大便闭塞之症。中医把这种通过开提在上的肺气来治疗在下的二便不利等疾病的方法，称为"提壶揭盖法"。

如果我们把膀胱比作一个水壶，尿道口比作壶嘴，肺在上部就犹如壶盖，可应用宣肺类药物，如苏叶、枇杷叶、桔梗、荆芥、防风、白芷、浮萍、杏仁等来提壶揭盖，亦可运用桑白皮、白芥子等宣肺之品来调肺揭盖。仅仅需要少量的药物轻投，就像把肺这个壶盖稍稍掀开，上下气机通畅，小便自然畅通。妇产科临床上常可见到术后、产后小便困难，甚至尿潴留的患者，如果一味给予利尿药物反而不会奏效，此时若采用"提壶揭盖法"治疗往往有奇效。

使用"提壶揭盖法"治疗小便不畅或不通时，不是用通利小便的利尿药，而是使用宣肺的药物，在常人看来有些不可思议，但这恰恰是中医的神奇和医理奥妙之处。

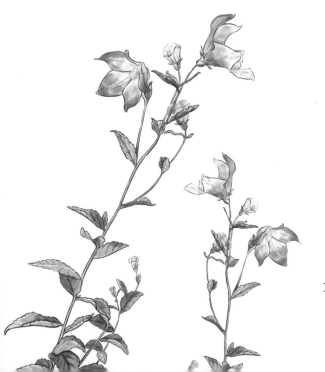

学学《医学三字经》

《医学三字经》是陈修园所著医学启蒙之作，以《黄帝内经》《难经》《伤寒杂病论》为根本依据，言简意赅，通俗易懂，而且读起来朗朗上口。

《医学三字经》刚一问世，就受到社会大众的欢迎，历代的很多名人也极力推荐此书，明清以来更是成为中医师承教育的经典教材之一。这充分体现了此书的价值与魅力。

后人将中医《医学三字经》与《濒湖脉学》《药性歌括》《汤头歌诀》一起，并列为中医"四小经典"，并写诗称赞这本书：

　　医学启蒙三字经，清源正本圣心明。

　　升堂捷径修园指，理法得来可顺行。

学医者由此入门，可以避免误入歧途。中医爱好者读此书，可以了解中医常识，提升中医药文化素养。即便是医生，经常学习研究，也会常有收获。

同学们不妨将《医学三字经》作为课外读物，抽空拿来读读，相信大家一定会有所收获！

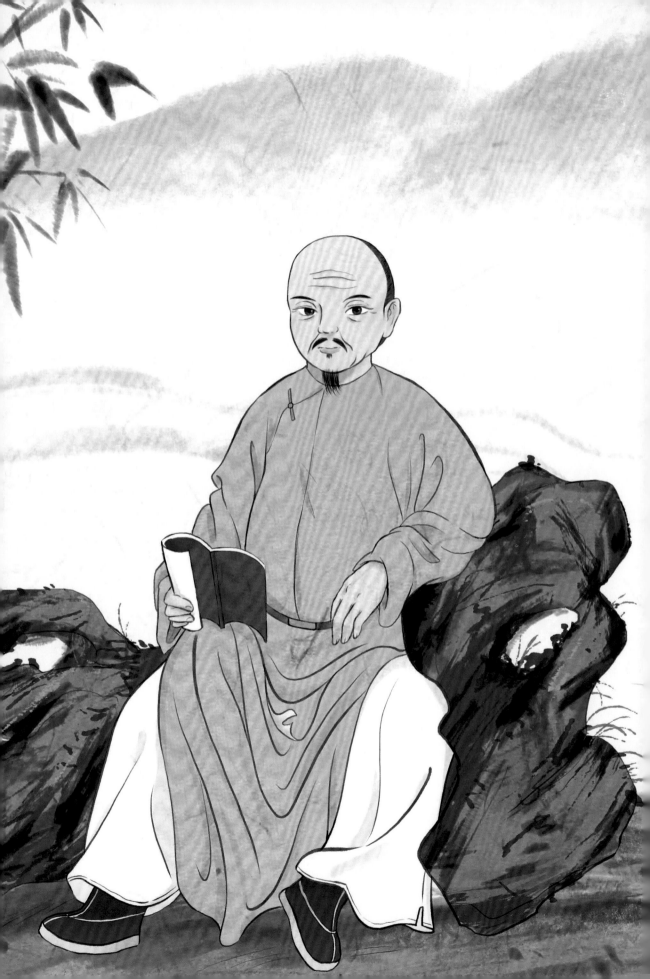

医林改错王清任

自汉代开始，儒教独尊，受"身体发肤，受之父母，不可毁伤"等礼法教义的束缚，解剖学在我国虽然发端很早（《黄帝内经》中已有多篇记载），但发展却极其缓慢。

到了清代中晚期，封建制度已走向没落，但医者仍普遍将"医乃仁术，不宜刳剥"的观念奉为戒律。可是，就在这举世同风、牢不可破的不利环境下，王清任这位胆识超人的医家，却置封建礼教于不顾，从医学的实际需要出发，勇敢地投身于解剖学这个困难重重的研究领域，纠正了前人认识上的不少错误，为久滞不前的传统解剖学的进步做出了可贵贡献。

王清任，一名王全任，字勋臣，1768 年出生于玉田（今河北玉田）一户富裕人家。他从小就对武术和医道十分着迷，因而练就了两样本领：一是，年纪轻轻就考上了武秀才，不仅十分擅长拳艺棍术，还精于骑射；二是，还掌握了扎实的医理，业余行医乡间，颇获好评。

早年，王清任曾做过"千总"（清代正六品武官），目睹了官场的黑暗之后，天性磊落的他深感震惊，不久就辞官而去，专力业医了。济危扶病中他感受到了自身的价值，也体验到了真正的快乐。

也许身为武人，养成了王清任率真坦诚的个性，思想较少受到"圣经贤传"的束缚。在学医上他既能吸收前人成果，又善于质疑思索，因而获得许多真知灼见，医技也渐趋成熟，大概30岁时他的医术已是名闻乡里了。

但王清任却有一个日渐深固的遗憾，通过多年阅读他发现：古医书中有关人体脏腑的位置、大小和功能的种种描述及图形不仅失之千里，而且竟处处矛盾。

王清任痛心地想：医人治病，本当先明脏腑，否则"本源一错，万虑皆失"；而今先贤论述竟如此混乱，教后人又何以为本？为此，他下定决心要通过自己的努力搞清脏腑的真实情况。

1797年，王清任行医路过滦州（今河北滦州市）稻地镇（一作稻田镇），恰逢当地小儿中正流行温疹痢病，几乎家家户户都有患儿死亡，悲痛的哭声时时可闻。

贫家因无力安葬儿女，多以草席包裹挖坑浅埋，义冢中每天弃尸100多具。遇到刮风下雨天气，坟坑表面浮土四散，尸体便暴露无遗。野狗成群结队到坟地觅食，被狗开膛破肚的小孩尸体随处可见。

王清任目睹惨况，内心十分沉痛，同时也不无悲哀地想：只有通过这种方式来观察人体脏腑了。于是，他在稻地镇住了下来，每天一大早就赶赴义冢，不避污秽臭浊，仔细观察那些露出内脏的小儿尸体。

犬食之余，大抵有肠胃者居多，而有心肝者仅十分之三，需要不停地跑来跑去互相参看，才能看出点眉目。如今在洁净的手术室中学习解剖知识的学生们，很难想象当年王清任身处于累累

166

白骨、腐臭熏蒸、烂肉铺地的恶劣环境中，是怎样克服呕吐、眩晕等生理反应，专心致志进行观察的。可是为了获得真知，王清任硬是连续10天盘桓于坟场，仔细观察和对照。

每天晚上，当王清任回到旅店时，人们都用异样的眼光看着他，然而他不在乎，他得赶紧把记在脑中的脏腑图形画在纸上以免忘记，有时碰到记不准的地方，就再去验证。当他离开稻地镇时，已经画了十几张这样的脏腑图了。

可以说，这10天的经历使王清任基本弄清了10年都悬而未解的疑惑，他发现古书中所绘脏腑图形的确存在不少误漏，因而产生了著书正误的念头。只是胸中隔膜一片，看时都已破坏，究竟长在何处，未能验明，为此他感到十分遗憾，一直在寻机解疑。

为了进一步研究解剖知识，推敲脏腑功能，王清任还饲养家畜进行解剖实验，观察推想它们与人体结构的异同，这使他成为我国历史上第一个做动物解剖实验的医学家。

1820年，王清任已长居北京。一天，他又听说有个打杀亲母的重犯要凌迟处死，便匆匆赶至崇文门外的刑场。这次虽得近前看到了脏腑，但是隔膜已破，仍无法确定其形态、位置。

在漫长的观察探索过程中，王清任承受了令人难以想象的压力。世人们见他经年往返于坟间、墓穴、杀人场上，留恋于残尸、败骨、死人堆旁，还每每持刀提剪血淋淋地解剖动物，都把他看作反常的怪物、不可理喻的疯子，尤其是孔孟之徒和卫道士们，更是对其口诛笔伐，骂他是离经叛道的忤逆狂徒。

面对社会舆论的重压，王清任感到孤独，却从未想过退缩，他坚信自己的想法是对的，努力也是值得的。

1829 年，王清任已是一位 60 多岁的老人，他的《医林改错》也数易其稿，然而，为了那片薄薄的横隔膜，书籍却一压再压、未能刊版。

这年年底，机会终于来了。一天，王清任去安定门为一位恒姓患者看病，座中偶然提到，自己留心了 40 来年也未能将人体隔膜审验明确。当时刚好江宁布政使恒敬在座，听后遂大声说，他常年镇守边关，见过很多诛戮于沙场的尸体，熟知隔膜一事。

王清任听后大喜过望，忙索纸笔向恒敬请教，恒敬便为他细细讲明并画了图形。至此，这一留存心中多年的谜团才算解开。不难想象，王清任当时心里有多么感慨。

因为书中涉及的问题都已明朗，所以王清任很快便将再次修改过的稿子交给了书商汪子维。1830 年，这本来之不易的书终于出版！

成书第二年，这位杏林革新家、新医的发轫者便病逝于北京。之后，他的妻子扶柩归乡，他的著述也随之散失殆尽，唯一部《医林改错》流传至今。

《医林改错》全书虽只有 3 万余字，内容却十分充实，体现了王清任在医学领域中的两大成就。

首先，王清任将自己实地观察到的人体绘成图谱并配以解说，从而纠正了古书中许多错误的说法，还发现了不少古医书上从未提到过的重要器官，将中医解剖学向前大大推进了一步。

其次，王清任对中医的"气血学说"做了重要发挥，逐渐形成了一套瘀血证治的完整体系，创立了补气活血和逐瘀活血的治疗原则，并先后发明了血府逐瘀汤、通窍活血汤等30多首重要方剂，迄今仍广泛地运用于临床。

正史原文

清代医学，多重考古，当道光中，始译泰西医书，王清任著《医林改错》。以中国无解剖之学，宋、元后相传脏腑诸图，疑不尽合，于刑人时，考验有得，参证兽畜。未见西书，而其说与合。光绪中，唐宗海推广其义，证以《内经》异同，经脉奇经各穴，及营卫经气，为西医所未及。著《中西汇通医经精义》，欲通其邮而补其阙。两人之开悟，皆足以启后者。

——出自《清史稿》

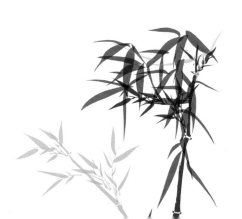

活血化瘀名方——血府逐瘀汤

血府逐瘀汤是王清任所创活血化瘀名方，方由桃仁、红花、当归、生地黄、川芎、赤芍、牛膝、桔梗、柴胡、枳壳、甘草11味中药组成。

中医认为，胸中为气之宗、血之聚，肝经循行之分野。胸中瘀血阻滞，则气机不畅、清阳不升，故胸痛、头痛，痛如针刺而有定处；瘀血日久，肝失条达，故急躁易怒；肝气犯胃，胃失和降则上逆或呃逆，日久不止；血瘀日久化热，则内热烦闷，入暮潮热；热扰心神，则心悸失眠。瘀血阻滞，则新血不生，肌肤失养，故唇暗或两目暗黑，舌质暗红，有瘀斑或瘀点，脉涩或弦紧，均为血瘀之证。治以活血化瘀为主，兼以行气、凉血、清热。

方中桃仁、红花、当归、川芎、赤芍均可活血祛瘀；生地黄凉血清热；柴胡、枳壳疏肝理气；牛膝破瘀通经，引瘀血下行；桔梗开肺气，引药上行；甘草缓急，调和诸药。以上配组一方，共奏活血调气之功。主治上焦瘀血、头痛胸痛、胸闷呃逆、失眠不寐、心悸怔忡、瘀血发热、经闭痛经、移睛青盲等疾病。

血府逐瘀汤至今仍广泛应用，用于治疗气滞血瘀型的冠心病、心绞痛、风湿性心脏病、脑血栓、高血压、高脂血症、顽固性头痛等疾病。

血府逐瘀汤只是王清任自创诸方中最具代表性的一首方剂，在 40 余年的行医生涯中，他一共创制了 50 余首活血化瘀方，若论中医气血诸病的治疗，王清任可谓承前启后、厥功至伟。

学以致用

活血化瘀论艾灸

艾灸也称灸疗、灸法或灸疗法，是指通过烧灼艾叶制成的艾条或艾炷刺激人体穴位或特定部位，来防病、治病的一种古老方法。

艾灸的作用机制与针刺法非常相似，且两者相辅相成，因其具有操作简便、成本低廉、效果显著等诸多优点，在我国拥有广泛的群众基础。

艾灸法在辛温通络、行气活血、活血化瘀方面作用显著，适用于治疗气虚血瘀型的各种疾病。例如：

（1）选取内关穴、膻中穴、印堂穴、心俞穴、丰隆穴、气海穴、郄门穴、足三里穴等穴位，可治疗或缓解心绞痛。施灸方法：用艾条在距皮肤 1.5 ～ 3 厘米处施灸，时间为 10 ～ 20 分钟，以皮肤产生红晕为度。

（2）选取子宫穴、太冲穴、三阴交穴、足三里穴等穴位，可治疗或缓解痛经。施灸方法：用艾条在距皮肤 1.5 ～ 3 厘米处施灸，时间为5～10分钟，以皮肤微红为度。

（3）选取百会穴、太阳穴、头维穴、阿是穴等穴位，可缓解头痛和偏头痛。施灸方法：放置薄姜片于选定穴位，姜片上放置艾炷，点燃，当局部有热烫感时，提姜片来回移动，以能忍受为度。

需要注意的是，发热时不可艾灸，以免症状加重。而且，艾灸时一定要及时清理艾灰，防止发生烫伤。

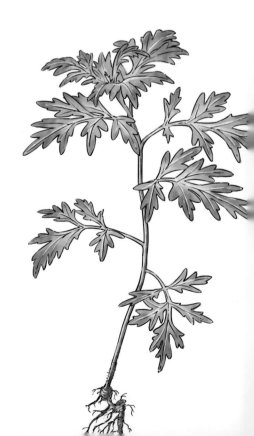

中学版

我爱中医 下

主编　赵杜涓　李毅萍

河南科学技术出版社
·郑州·

图书在版编目 (CIP) 数据

我爱中医 : 中学版 : 上下册 / 赵杜涓 , 李毅萍主编 . —郑州 : 河南科学技术出版社 , 2023.12

ISBN 978-7-5725-1368-8

Ⅰ . ①我… Ⅱ . ①赵… ②李… Ⅲ . ①中医学—青少年读物 Ⅳ . ① R2-49

中国国家版本馆 CIP 数据核字（2023）第 229012 号

出版发行：河南科学技术出版社

地　址：郑州市郑东新区祥盛街 27 号　邮编：450016

电　话：（0371）65788613 65788628

网　址：www.hnstp.cn

策划编辑：邓　为　王婷婷

责任编辑：王婷婷

责任校对：董静云

整体设计：李小健

责任印制：徐海东

印　　刷：河南美图印刷有限公司

经　　销：全国新华书店

开　　本：787 mm×1 092 mm　1/16　印张：22　字数：216千字

版　　次：2023 年 12 月第 1 版　2023 年 12 月第 1 次印刷

总 定 价：80.00 元

如发现印、装质量问题，影响阅读，请与出版社联系并调换。

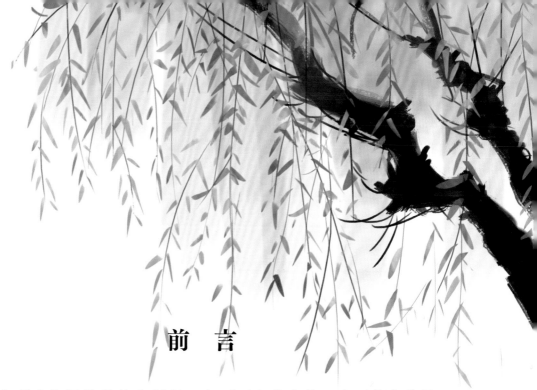

前　言

实现中华民族的伟大复兴，离不开文化自信。中医药文化是中华优秀传统文化最具代表性的符号之一。

实施中医药文化传播行动，培植中医药发展沃土，让中医药融入中国人的生活，是党和国家提出的明确要求。

习近平总书记说："中医药学是中国古代科学的瑰宝，也是打开中华文明宝库的钥匙。"我们编撰本套书的主要目的，在于帮助广大中学生找到一把打开中华文明宝库的"钥匙"。

2022 年，我们编撰了小学版《我爱中医》，意在让小学生接受中医药文化启蒙，培养孩子们对中医药的兴趣。该书出版以来，受到了广大读者的欢迎和高度评价。

2023 年，我们编撰了中学版《我爱中医》，继续以"讲好中医故事"为主要原则，从四大名著、古典诗词、二十四史、常用成语、传统节日、二十四节气、民间谚语等中华传统文化及文物中收集关于中医药的信息，进行创作加工，以通俗易懂的内容、图文并茂的形式，展现中医药文化。

本套书分为上、下册，共分六个板块，分别为"名著里的中医""诗词里的中医""正史里的中医""成语里的中医""民俗里的中医"和"文物里的中医"。

我们期望通过本套书，让广大中学生了解、学习中医药文化，从中感受中华优秀传统文化的魅力，逐步增强文化自信，成长为推动实现中华民族伟大复兴的优秀人才。

需要说明的是，我们选取的素材范围较广、来源渠道多，加之囿于时间及水平，可能不够严谨、不够精准、不够全面，恳请读者朋友们不吝指正，以便我们再版时修订。

中学版《我爱中医》的编撰，得到了方方面面的支持和帮助，在此一并致谢！

自信才能自立，自立方能自强！

愿中学读者朋友，树立和增强文化自信，为中华民族的伟大复兴而不懈奋斗！

编委会

2023 年 9 月

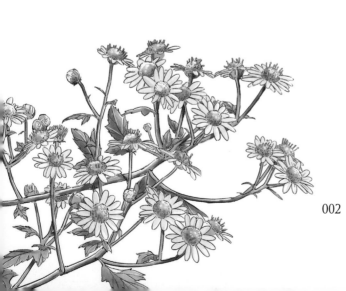

目 录

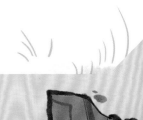

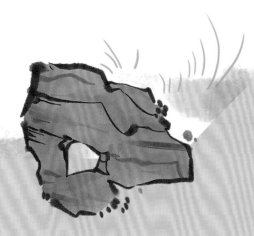

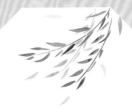

辑一
成语里的中医

众人皆说，成之于语，是谓成语。

成语特色，出自典故，自古沿用。

如法炮制，范瘟得以保全性命；

妙手回春，扁鹊神术起死回生；

以毒攻毒，西门豹为民除害，百姓安居乐业；

修身养性，丘仲深进谏成功，明朝弘治中兴。

中医成语，数不胜数，细细品读，妙趣横生。

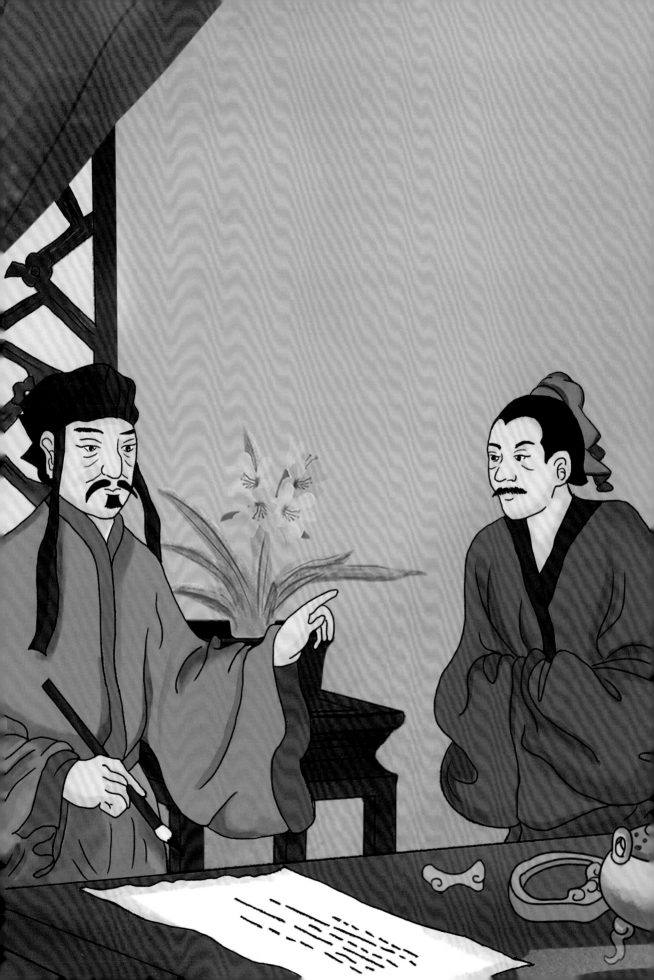

如法炮制

战国初期的魏国，任用李悝（kuī）为相，进行变法改革。新政的实施极大提高了魏国的国力，使魏国迅速成为战国初期一大强国。

魏国实力增强后，率先向秦国发起进攻，占领河西地区。之后魏国又击败中山国，使其成为附属国。齐国田甲叛乱时，魏国又联合赵、韩两国围攻齐国，获得胜利。

在取得这些辉煌战绩后，魏国计划向中原兼并土地。与此同时，楚国也有相同的谋划，都想夺取郑国和宋国的土地，于是魏国又联手赵、韩两国一同进攻楚国，夺下了楚国大梁等地区。

魏国在之后的兼并土地战争中，为了利益又与合作的赵国、齐国翻脸，对其大打出手。在魏国出军与其他国家对抗时，首尾不能兼顾，被秦国占领了不少西边的领地。于是，魏国又和赵、齐两国停战，对秦国进行反击，收回了失地。

经过一系列你打我、我打你的乱战后，赵、齐、秦三国战败，魏国取得最后的胜利，成为战国初期实力最强的大国。

然而，到了战国中后期，秦国逐渐壮大起来，魏国却因为错误的谋略逐渐衰弱，不仅不能单独抗衡秦国，甚至一度沦为秦国的附属国。

魏国这样的强国、大国尚且不能独善其身，其他小国、弱国更是不堪一击。因此，在战国后期，各国为图存争强，采取了一系列"合纵连横"策略。合纵指弱国联合对付强国，即齐、楚、燕、赵、韩、魏等国联合对抗强秦；连横指随从强国去进攻其他弱国，即依附秦国。

其间，魏国和赵国在争夺合纵阵线盟主的斗争中，进行了多次针锋相对的较量，魏国最终成为合纵的盟主。其中，政治家、纵横家、魏国宰相范痤立下了汗马功劳。

这时赵国在位的是赵孝成王，他有一个非常有谋略的大臣虞信。因为官职为上卿，所以称为虞卿。在争夺合纵盟主的过程中，虞卿给赵孝成王出过很多好主意，因此赵孝成王非常信任和器重虞卿。眼看合纵盟主被魏国夺走，虞卿非常不甘心，因此一直琢磨怎么才能让赵国反败为胜。

在复盘赵、魏较量过程中，虞卿一直在思考，赵国的实力并不逊色于魏国，为什么反而在最后关头败给了魏国呢？于是经过仔细分析，他发现原来是有人在其中发挥了关键作用，这个人就是魏国曾经的宰相——范痤。于是，他有了一个釜底抽薪的办法。

第二天虞卿就去觐见赵王。聪明的谋士从来都不会直接亮出底牌，而是善于引导启发君王自己决断。于是，虞卿就循循善诱地问赵王："大王啊，您说一国之君是希望使者来朝见自己呢，还是愿意派遣使者去朝见别人？"

使者往来本是正常的外交活动，但在战国七雄争霸逐鹿中原的争斗过程中，使者来朝一般是国家强大或者是对方有求于自己的象征。于是赵王很肯定地说："当然是喜欢他国使者前来朝见，怎么会希望去朝见他人呢？"虞卿听到这话心里就有底了，于是就献出了自己的计策。

虞卿徐徐说道："大王，这次魏国之所以能成为盟主，完全是范痤的功劳啊。范痤这个人素有谋略，机敏果敢，善于在错综复杂的局面中，快速且准确地解决问题，对我们来说是个非常危险的对手。如果大王能够用百里之地或者万户的城邑，让魏国杀掉范痤，范痤一死，很快我国就可以做合纵阵线的盟主了。"

赵王欣然同意了这个计谋，就派人以割地为条件，向魏王请求杀掉范痤。

没想到，糊涂的魏王丝毫没有怀疑赵国背后的动机，为了得到这点土地，竟真的派人去杀范痤。

当魏王派官吏去逮捕范痤，包围了他家的时候，为了争取一线生机，范痤出其不意地爬上了屋顶骑在屋脊上，平静地对使者说："与其杀了我，用死的范痤去做交易，还不如用活的范痤去做交易。假如今天您杀了我，而赵国却不给大王土地了，大王该怎么办呢？因此，不如先让赵国划定割让的土地，然后再杀我。"魏王听了使者的汇报，觉得有理，就暂时放了范痤。

范痤沉着冷静，采用缓兵之计，让魏王放弃了立即处死自己的想法，赢得了一线生机。

随后，范痤立即写信给信陵君魏无忌，说："范痤是过去立过功劳后被魏国罢免的宰相，赵国以割地为条件让魏王杀我，而魏王听从了。如果强大的秦国也'如法炮制'，效仿赵国的办法对待您，那么您将怎么办呢？"

魏无忌看完信后冷汗直流，他明白，如果国家肱股之臣都被除掉了，那么魏国也就离灭亡不远了，那个时候自己又如何立足呢？魏国都灭亡了，那些割让来的土地又怎么保得住呢？如果范痤真的因此被杀，消息传出去，秦国只需有样学样，照葫芦画瓢，轻轻松松就能让魏王除掉自己。看范痤的遭遇就知道这将是大概率事件，于公于私，魏无忌都要避免范痤被杀。

范痤通过自己的遭遇，诱使魏无忌产生了"兔死狐悲"的心理，促使魏无忌向魏王求情解救自己。果然信陵君向魏王进谏之后，魏王就放了范痤。

就这样，范痤凭借着非凡的才智和对人性的洞察，上演了教科书般的求生操作，成功地使自己死里逃生，也由此引申出了成语"如法炮制"。

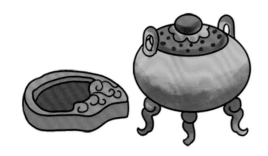

成语出处

赵使人谓魏王曰："为我杀范痤，吾请献七十里之地。"魏王曰："诺。"使吏捕之，围而未杀。痤因上屋骑危，谓使者曰："与其以死痤市，不如以生痤市。有如痤死，赵不予王地，则王将奈何？故不若与先定割地，然后杀痤。"魏王曰："善。"痤因上书信陵君曰："痤，故魏之免相也，赵以地杀痤而魏王听之，有如强秦亦将袭赵之欲，则君且奈何？"信陵君言于王而出之。

——出自《史记·魏世家》

文中见医

中药材须经炮制才能入药

中国中医科学院学部委员、全国首批老中医专家学术经验继承工作指导老师、国医大师金世元说："凡是药材，入药前必须经过炮制，中药炮制技术关乎药效。"如果炮制环节出了问题，药材质量就得不到保证，轻则减效，重则伤命。

中药材在应用或制成剂型前，用烘、炮、炒、洗、泡、漂、蒸、煮等方法，进行必要加工处理的过程，称为炮制，又称炮炙、修合、修治等。

由于中药材大都是生药，多附有泥土和其他异物，或有异味，或有毒性，或潮湿不宜保存等，经过一定的炮制处理，才可以作为直接使用的药材。炮制的目的主要有以下几个：

（1）增强药物作用，提高临床疗效。

（2）降低或消除药物的毒性或副作用，保证用药安全。

（3）改变药物的性能功效，扩大其适应范围。

（4）改变药材的某些性状，便于储存和（或）制剂。

（5）纯净药材，以保证药材质量和称量准确。

（6）矫臭矫味，便于服用。

（7）引药入经，便于定向用药。

炮制关乎药材的质量和功效，药材的质量和功效又关乎患者的健康和生命安全，因此历代医家均非常重视对药材的炮制。

学以致用

10种常见中药炮制方法

1. 漂：将有腥气或有咸味或有毒性（如乌头、附子）的药物，用多量清水反复浸漂，经常换水，则能漂去这些气味或降低毒性。

2. 洗：将原药放在清水中，经过洗涤，去净药物表面的泥沙杂质，注意时间不要过长。

3. 渍：在药物上喷洒少量清水，让水分渐渐渗透而使药物柔软，便于切片。

4. 泡：用药物汁水浸泡以降低原药的烈性或刺激性，如用甘草水泡远志、吴茱萸。

5. 煅：煅的作用主要是将药物通过烈火直接或间接煅烧，使其质地松脆，易于粉碎，充分发挥药效。

6. 水飞：水飞是研粉方法之一，在水飞前先将药物打成粗末，然后放在研钵内和水同研，倾取上部的混悬液，然后再继续研磨沉于下部的粗末，这样反复操作，研至将细粉放在舌上尝之无渣为度。适用于矿石和贝壳类不易溶解于水的药物，如朱砂等。

7. 煨：煨的主要作用在于缓和药性和减少副作用。常用的简易煨法是将药物用草纸包裹两三层，放在清水中浸湿，置文火上直接煨，煨至草纸焦黑内熟取出，煨生姜就是用此法。

8. 炒：炒是炮制加工中常用的一种加热法，是将药物放于锅内加热，用铁铲不断铲动，炒至一定程度取出，主要目的是缓和药性。加其他辅料拌炒，按用药的不同要求有酒炒、醋炒、姜汁炒等。炒炭，系用较旺火力，将药炒至外焦似炭、内里呈老黄色(或棕褐色)而又不灰化，俗称为"炒炭存性"，大多为增强收涩作用。

9. 炮：炮与炒炭基本相同，但炮要求火力猛烈，操作动作要快，这样可使药物（一般须切成小块）通过高热，达到体积膨胀松胖，如干姜即用此法加工成为炮姜炭。

10. 炙：是将药物加热拌炒的另一种方法，常用的有蜜炙和砂炙。蜜炙，即加炼蜜拌炒。药物用蜜炙，是取其润肺、补中及矫味的作用。砂炙，即用砂子与药物拌炒。

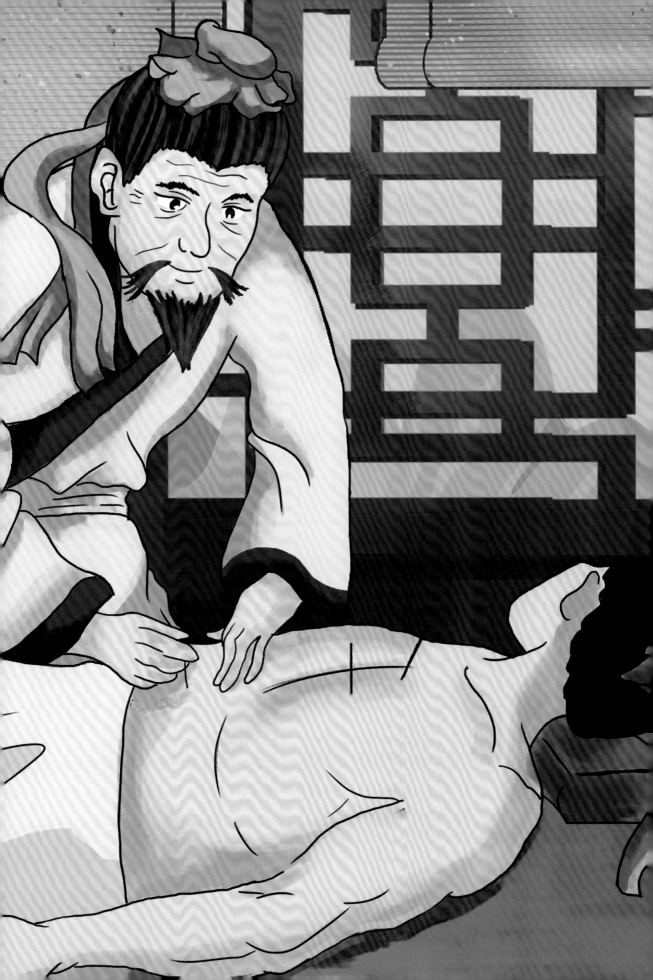

妙手回春

有个故事，讲的是清朝后期，吏治腐败不堪。南京的刘某，因父亲做过海关的长官，家里很有钱，而他自己当惯了少爷，从小到大，不学无术，啥事不懂，只知道摆阔气、显摆。别人都叫他刘大侉子，靠着父亲为朝廷捐钱，谋求了一个候补道员的官职。

道员是清代官名，分为总管省以下、府州以上一个行政区域职务的道员和专管一省特定职务的道员，一般为正四品官员。

刘大侉子染上了抽鸦片的恶习，后来听人劝告，决心振作起来，把其他的事情都先搁置一边，要先把鸦片烟戒掉。

有一天，他坐着轿子前往当时的一个戒烟机构——隶属于戒烟善会的胡镜孙丸药铺。

到了胡镜孙丸药铺，只见门里门外足足挂着二三十块匾额，上面写着"功同良相""扁鹊复生""妙手回春""是乃仁术"等字样。这些匾额，都是曾经来此戒烟的患者赠送的，落款不是某中堂，就是某督、抚，都是些阔人。

这个故事出自清代李宝嘉的《官场现形记》。这里暂且不说刘大侉子戒烟的事，只说说"妙手回春"四个字。

这里的"妙"，意为绝妙；"妙手"，指技能高超的人；"回春"，使春天重返，比喻将快死的人救活。"妙手回春"的意思是称赞医生医道高明，能把垂危的患者治愈，近义词有"起死回生""着手成春"等。

因为"妙手回春"和"功同良相""着手成春""扁鹊复生""华佗再世"等词一起，常被患者用来称赞医术高明的医生，所以影响越来越广泛，逐渐演变为一个成语。

"妙手回春"这一成语的出处，目前能查到的就是《官场现形记》。但是，人们常常会把这一成语和扁鹊的故事联系在一起。

《史记·扁鹊仓公列传》记载，扁鹊靠着妙手回春的医术，曾经使虢国太子"起死回生"。

话说晋昭公时期，扁鹊被人请到晋国，给昏迷了 5 天的大夫赵简子治病。扁鹊诊断之后说，不用担心，不出 3 天就会醒来。

过了两天半，赵简子果然醒来，知道情况后非常感激，就赐予扁鹊 4 万亩田地。从此扁鹊的名声更是传遍了各国。

后来有一次，扁鹊路过虢国，刚巧碰到虢国太子刚刚死去。扁鹊来到虢国王宫门前，问一位懂医术的中庶子道："太子有什么病？为什么全国都在祭祀祈祷，把别的事情都搁置了？"

中庶子回答说："太子的病是血气不按时运行，交汇错乱而不能疏泄，突然发作在体外，就使内脏受到了伤害。他体内的正气敌不过病邪之气，邪气就积聚在身体里得不到发泄，因此阳脉迟缓，而阴脉急促，所以突然昏厥就死了。"

扁鹊问："他什么时候死的？"

中庶子回答说："从鸡鸣到现在。"

扁鹊问："收殓了吗？"

回答说："还没有，还不到半天。"

扁鹊说："请禀告虢君，我是渤海郡的秦越人，家住在郑地，还未能拜见君王，为他效力。听说太子不幸去世，我能让他死而复生。"

中庶子说："先生该不是欺骗我吧？凭什么说太子可以复活呢？我听说上古的时候，有个叫俞跗的医生……先生的医术如能同他一样，那么太子还可能复活；如果做不到却想要让太子活过来，简直连3岁小孩也不会相信。"

两人谈了整整一天，扁鹊仰天长叹说："您所说的医治方法，就像透过竹管看天、透过缝隙看花纹一样。我秦越人的医治方法，不用切脉、观气、听声、察形，就能知道疾病所在的部位。可以由表知里，由里知表。人体内有病会表现在体表，据此就可诊断千里之外的患者，诊断的方法很多，不能只认一个道理。您如果不相信我，就进去试着诊察太子，一定会听到他的耳朵鸣响，而且鼻翼也在翕动，他的两条大腿直到阴部，应当还有余温呢。"

中庶子听完扁鹊的话，目瞪口呆，舌头翘着，久久说不出话来，于是就进宫把扁鹊的话通报给了虢君。

虢君听后也十分惊讶，在宫廷的中门接见了扁鹊，说道："我早就听说您的大名了，只是不曾有机会当面拜见。先生经过我们小国，如果您能救活太子，那我这个小国的君王真是太幸运了。有了先生，我儿子才能活过来，没有先生也就只有抛尸野外填埋到山沟里，永远不能够复生了。"

话还没说完，虢君就悲伤抽噎起来，精神恍惚，泣流不止，泪珠挂在睫毛上，悲哀得不能自已。

扁鹊说："太子的病，就是人们所说的'尸厥症'。那是因为阳气陷入阴脉，脉气缠绕冲动了胃，经脉受损伤，脉络被阻塞，分别下注入下焦、膀胱，因此使得阳脉下坠，阴气上升，阴阳二气交汇处闭塞不通，阴气又逆而上行，阳气只好向内运行。阳气只能在下、在内鼓动却不能上升，在上、在外被阻绝不能被阴气遣使，在上有隔绝了阳气的脉络，在下有破坏了阴气的筋纽。阴气破坏，阳气断绝，才使得容颜失色、血脉紊乱，因此人的形体安静地躺着，就像死去了一样，而实际上太子没有死。由于阳入侵阴而阻绝脏气的还能治愈，阴入袭阳而阻绝脏气的则一定死。这几种情形，都是在五脏失调的时候突然发作的。高明的医生可以治愈，医术不高的人就只能疑惑不解了。"

扁鹊叫他的弟子子阳把针具准备好，在太子的三阳五会穴处扎针。过了一会儿，太子就苏醒过来了。

扁鹊又让弟子子豹准备一半剂量的熨药，混合八减方的药剂一起煎煮，交替在其两胁下熨敷。过了一会儿，太子就能够坐起来了。

扁鹊又进一步调理他体内的阴阳之气，仅仅吃了 20 天汤药，太子就恢复得和从前一样了。

因此，天下人都认为扁鹊有起死回生之术。而扁鹊却谦虚地说："我并非能使人起死回生，这是他应该活下去，我能做的只是使这些本来没死的人站起来罢了。"

成语出处

吃过了饭，立刻吩咐打轿，向梅花碑胡镜孙丸药铺而来。刘大侉子自己思量："现在各事都丢在脑后，且把这捞什子戒掉再想别的法子。"轿子未到梅花碑，总以为这丸药铺连着戒烟善会，不晓得有多大。及至下轿一看，原来这药铺只有小小一间门面，旁边挂着一扇戒烟会的招牌，就算是善会了。但是药铺门里门外，足足挂着二三十块匾额：什么"功同良相"，什么"扁鹊复生"，什么"妙手回春"，什么"是乃仁术"，匾上的字句，一时也记不清楚。旁边落的款，不是某中堂，就是某督、抚，都是些阔人。刘大侉子看了，心上着实钦敬。

——出自《官场现形记》

中医望诊望什么

望、闻、问、切是中医诊断疾病的四种方法。望是观察患者的发育情况、面色、舌苔、表情等；闻是听患者的说话声音、咳嗽、喘息，并且嗅出患者的口臭、体臭等气味；问是询问患者自己所感受到的症状，以及以前所患过的病等；切是用手诊脉或按腹部有没有痞块。

《难经·六十一难》中说："望而知之谓之神，闻而知之谓之圣，问而知之谓之工，切而知之谓之巧。"望诊作为四诊法之首，在中医诊断疾病的过程中，具有重要的地位和作用。

医者运用视觉，对人体全身或局部的一切可见征象及排出物等进行有目的的观察，以了解健康或疾病状态，称为望诊。

望诊的内容主要包括观察人的神、色、形、态、舌象、络脉、皮肤、五官九窍等情况，以及观察排泄物、分泌物等。也可将望诊分为整体望诊、局部望诊、望舌、望排出物、望小儿指纹五项。

舌诊和面部色诊虽属头面五官，但因舌象、面色反映内脏病变较为准确，实用价值较高，所以逐渐形成了舌诊、面部色诊两项中医独特的传统诊法。

判断儿童积食的望诊妙招

看脸色：积食的孩子可能会脸蛋发红，一边（一般是右边脸蛋）偏烫、发红，有的是在两侧出现红血丝或者白斑。

看嘴唇：有积食的孩子，嘴唇就像涂了口红一样。

看舌苔：看舌苔是否厚腻，有的白厚，有的黄厚，黄厚苔一般提示已经积食至少几天了。

看大便：积食者大便一般都不正常，颜色偏深，甚至如黑色，有时候会粘马桶。

看睡眠：积食者睡觉姿势不正常，爱趴着睡，或者后半夜辗转反侧，甚至满床翻滚。

这是最简单的几种判断方法。一般情况下，仅凭望诊就可以判断出孩子是否积食。

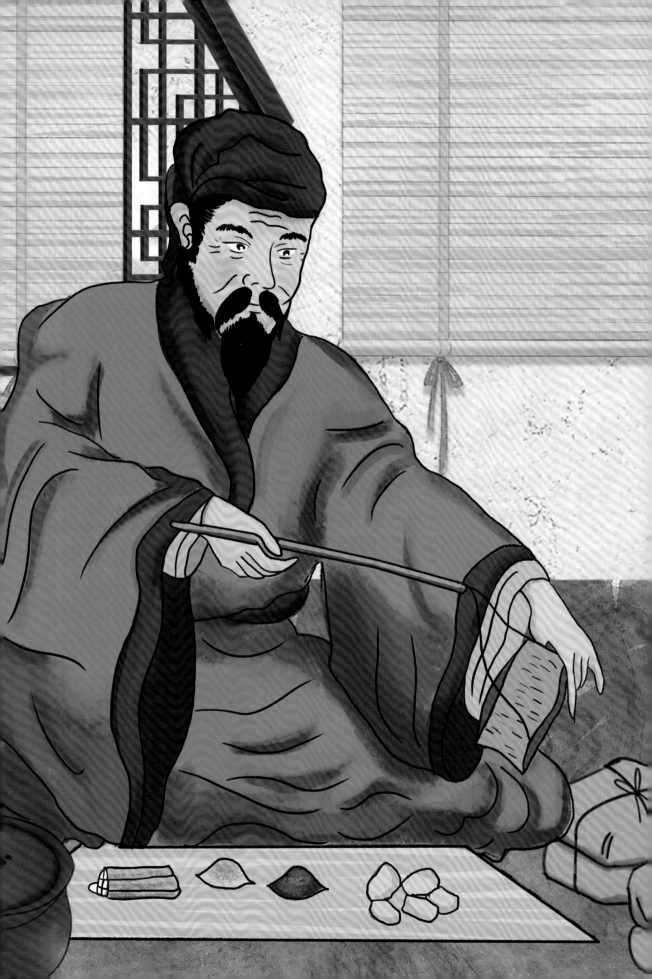

以毒攻毒

以毒攻毒的本义是指用毒药解毒治病，比喻利用不良事物本身的矛盾来反对不良事物，或利用恶人来对付恶人。

以毒攻毒本身是我国传统的中医概念，作为中医治则已在临床应用数百年。《辞源》中解释为："指用有毒的药物治疗毒疮等。"

有毒中药是中国医药宝库的重要组成部分。几千年来，历代医家利用"有毒中药"治愈了无数的顽疴痼疾，为中华民族的繁衍昌盛做出了巨大的贡献。

春秋战国时期，人们对以毒攻毒的认识仅限于"凡治某病，皆谓以某药'毒'之"。《黄帝内经》中说："其病生于内，其治宜毒药。"医圣张仲景曾说："大凡可辟邪安正者，均可称之为毒药。"

以上所说的毒，都是广义的"毒"，实际上是指药物的特性，古人把所有治病的药物泛称"毒药"。后来，人们逐渐用其专指毒性较大的药物的特性。

以毒攻毒的治则和疗法，起源于神农时代，萌发于春秋战国、秦汉，发展于晋隋唐，深化于宋金元，丰富于明清，创新于近现代。

早在春秋战国时期，人们就已经将其运用于政治、军事、经济等各个领域的斗争及日常生活中。

战国时期，魏文侯派西门豹做邺县令。西门豹到了邺县，召集年高且有名望的人，询问民间感到痛苦的事情。那些人回答说："苦于给河神娶媳妇，因为这个缘故弄得本地百姓都很贫困。"

西门豹问其原因，那些人便对他讲起了事情的前因后果。

邺地的三老、廷掾常年向百姓征收赋税，收取数百万之多的钱，用其中的二三十万为河神娶媳妇，再同庙祝、巫婆一同瓜分剩下的钱，拿回家去。

到了为河神娶媳妇的时间，巫婆四处巡视，见到贫苦人家的女儿中长得漂亮的，就说这女子应该做河神的媳妇，下聘礼当即娶走。

巫婆会为女孩儿洗澡沐浴，给她缝制新的绸绢衣服，让她独住下来，养性静心，替她在河边盖起斋居的房子，挂上大红厚绢的帐子，让女孩儿住在里面。又给她宰牛造酒准备饭食，折腾十几天。

到了河神娶媳妇那天，大家一同来装点用芦苇编制的小船，像出嫁女儿的枕席床帐一样，让这女孩儿坐在上面，放到河中漂行。起初小船漂在水面，漂流几十里就沉没了。

那些有漂亮女子的人家，很害怕大巫婆替河神娶他们的女儿，于是大多带着女儿远远地逃离了。因此，城里越来越空虚，人越来越少，也越来越贫困，这种情况已经很久了。

民间有句俗话说："如果不给河神娶媳妇，河水冲来会淹没田产、淹死老百姓。"

西门豹说："等到为河神娶媳妇时，请巫婆、三老、父老们

到河边去送新娘，希望也来告诉我，我也要去送新娘。"大家答应了。

河神娶媳妇那一天到了，西门豹到河边同大家相会。官吏、三老、豪绅及乡间的父老们都到了，连同观看的百姓共有两三千人。

那个大巫婆是老太婆，年纪已有70岁。随从的女弟子有十几个，都穿着绸缎单衣，站在大巫婆后面。

西门豹说："把河神的媳妇叫过来，看看她美不美。"巫婆们就将新娘从帐子里扶出，来到西门豹面前。

西门豹看了一看，回头对庙祝、三老、巫婆及父老们说："这个女孩儿不美，烦劳大巫婆到河中报告河神，需要换一个漂亮女孩儿，后天送她来。"于是，士兵就将大巫婆抱起，投进了河里。

过了一会儿，西门豹说："大巫婆怎么去了这么久还不回来呢？徒弟去催促她一下吧。"说完，就让士兵把大巫婆的一个徒弟投进河中。

过了一会儿，西门豹又说："这位徒弟怎么一去这么久不回来呢？再派一个人去催促她们吧！"说完又把大巫婆的另一个徒弟投进河里。前后总共投进河里3个徒弟。

西门豹说："巫婆、徒弟是女人，可能不会禀告事由，烦劳三老替我去禀告河神。"说完又把三老投进河里。

西门豹头上插着笔，弯着腰，面对河水站着等了很长时间。官吏、长者和旁观者都非常害怕。

西门豹回头说："巫婆、三老不回来，怎么办？不行的话，再派廷掾和一个豪绅去催促他们吧。"

廷掾和豪绅们听了西门豹的话，都在地上跪着磕头，把头都磕破了，血流在地上，脸色如死灰一样。西门豹说："好吧，暂且等待一会儿。"

待了一会儿，西门豹说："廷掾起来吧。看样子河神留客太久了，你们都离开这里回家吧。"

邺县的官吏、百姓明白了，巫婆和官绅都是骗钱害人的。自此以后，谁也不敢再说替河神娶媳妇了，漳河也没有发大水。

西门豹随即征发百姓开凿了 12 条渠道，引漳河水浇灌农田。由于农田都得到了灌溉，年年都有了好收成，老百姓过上了安居乐业的生活。

西门豹"以毒攻毒"治理邺县的故事广为流传，赢得了人们

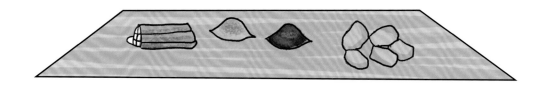

的喝彩，司马迁还将其记录在了《史记·滑稽列传》中。

由此可见，以毒攻毒虽然用的是"毒"，但是因为攻的也是"毒"，并不被人们所排斥，反而得到了人们的认可。因此，宋代的罗泌在《路史·有巢氏》中说："以毒攻毒，有至仁焉。"

以毒攻毒的治则和疗法，在近代出版的《中华本草》《中药大辞典》《中国药典》等典籍中，均有著述。

随着科学技术的不断发展，以毒攻毒在每个历史发展阶段都具有鲜明的时代特性，并被广泛应用于各个领域。

受以毒攻毒理论的启发，我国的张亭栋、王振义、陈竺、陈赛娟等科学家，以砒霜"治疗"白血病的研究取得了成功，先后赢得了多项国际大奖。

成语出处

夫圣人之教，机缘不一，应变万差，或言流而理直，或首权而终实。况诂训音韵，梵汉鱼鲁，须禀承有匠，寻阅有功，岂于文字未识，便不思而说，不虑而对，妄涉虚玄……且夫称儒而不传习者，亦贤儒之所病也。或曰："兴善动行，弥益其妄，如晞阳斥影，加樵罢鼎。诚乃务兹之道，岂是息灭之道欤？"曰："彼盖不知执事净命，以声止声，良医之家，以毒止毒也。"

——出自《北山录·卷第六·讥异说》

文中见医

中药为什么能治病

离开了中医药理论的中药，将不再是真正的中药。在中医药理论中，每一味中药都有"性"和"味"。

性指的是中药的偏性，主要包括"温、热、凉、寒"，也被称为"四气"；味主要指"五味"，主要包括辛、甘、酸、苦、咸五种药味，此外还有淡、涩，不同的"味"表示有不同的作用。

中医的理论基础是阴阳五行理论，人体阴阳失衡，就会表现出病理状态，即生病。阴阳失衡了，就需要干预，使其重新回到"阴平阳秘"（阴阳平衡）的状态，即健康状态。

中药治病，就是以药物自身的偏性来纠正人体阴阳失衡的状态。例如，寒性的疾病，就要用温药或者热药来治疗；热性的疾病，就要用凉药或者寒药来治疗。这就叫"寒者热之，热者寒之"。

而在古人的理论中，把中药的偏性统称为"毒性"，把所有治病的药物泛称"毒药"，正如医圣张仲景所说："大凡可辟邪安正者，均可称之为毒药。"

因此，中药的"毒性"（偏性）并不等同于现在人所说的有毒。中药正是因为有"毒性"（偏性），才有了治病的功能。

在中医理论的指导下，辨证论治，对症下药，中药的"毒性"（偏性）就可以为我们所用。而失去了中医理论的指导，乱用、滥用中药，将可能酿成大错。

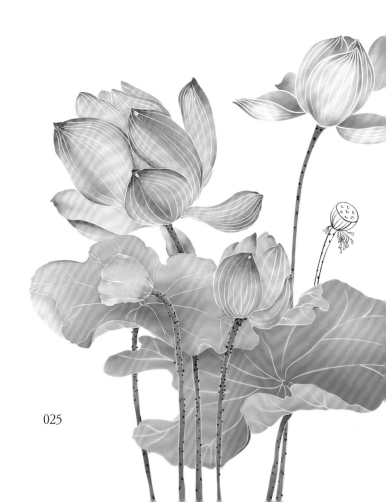

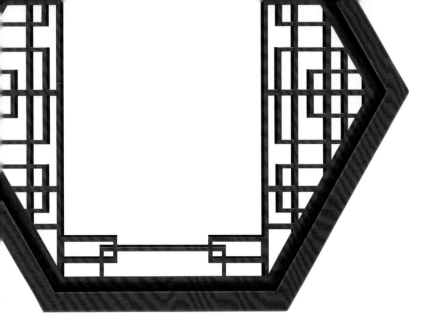

认识这些藏在厨房里的中药

药食同源，很多食物可以入药。我们的厨房里，藏着很多可以治病的中药。

葱：味辛，性温，归肺、胃经，有发汗解表、散寒通阳的功效，可用于治疗风寒感冒所致的恶寒发热、头痛鼻塞、阴寒腹痛等症。

生姜：味辛，性温，归肺、脾、胃经，具有发汗解表、温中止呕、温肺止咳的功效，可用于治疗风寒感冒、胃寒呕吐、风寒咳嗽等。此外，生姜还能解半夏、天南星及鱼蟹毒。

大蒜：味辛，性温，归脾、胃、肺经，具有解毒杀虫、消肿、止痢的功效，内服可治疗泄泻、痢疾等，外用可治疗痈肿疔毒、疥癣等。此外，常食醋浸大蒜，能健脾温胃、增进食欲，可治疗胃脘冷痛、饮食不消、食欲减退等。

胡椒：味辛，性热，归胃、大肠经，具有温中散寒、健胃止痛、下气消痰的功效，可用于治疗胃寒引起的脘腹疼痛、呕吐、泄泻、食欲减退等症。患风寒感冒者，取葱白、生姜、胡椒各适量，煎一碗葱姜胡椒汤，趁热喝下，有助于疾病康复。

花椒：味辛，性热，归脾、胃、肾经，具有温中止痛、温肾暖脾、杀虫止痒的功效，可用于治疗胃寒腹痛、寒湿吐泻、虫积腹痛等。

八角：味辛，性温，归肝、肾、脾、胃经，具有散寒止痛、理气和中的功效。本品对于受寒、气滞所引起的疼痛有较好的治疗效果，可用于治疗少腹冷痛、脘腹胀痛、肾虚腰痛等。

茴香：味辛，性温，归肝、肾、脾、胃经，具有温肾散寒、和胃理气的功效，可用于治疗寒疝腹痛、少腹冷痛、痛经等。

需要指出的是，上述常见食材大多味辛性热，不宜食用过多，应适量食用。

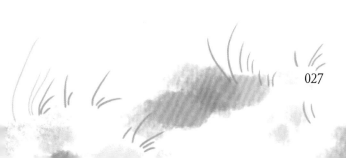

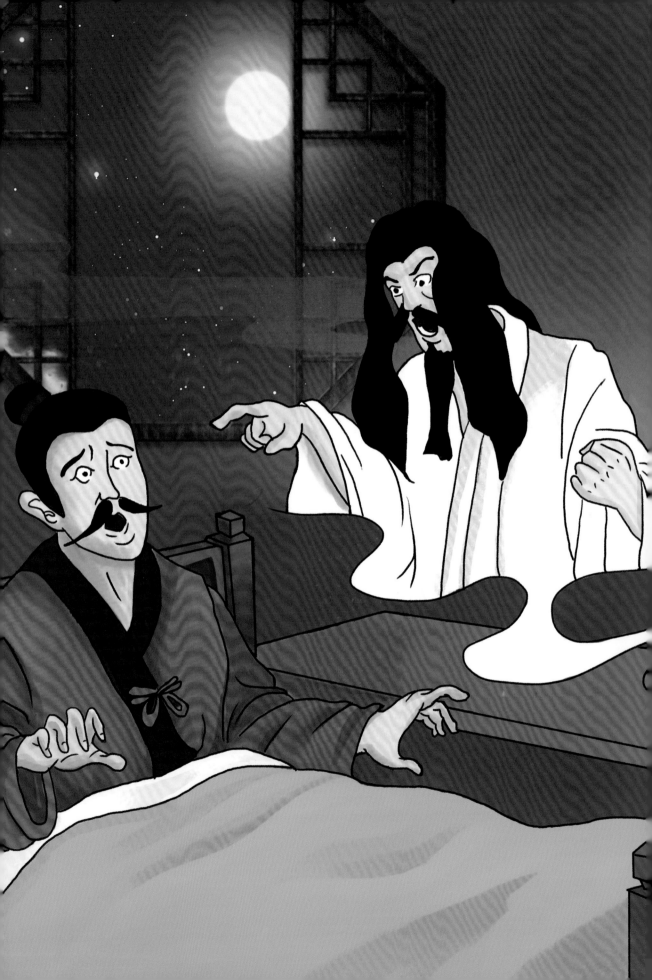

病入膏肓

春秋时期，晋国的晋景公也是一代雄主，虽然和他爷爷晋文公相比稍逊风骚，但是和他父亲晋成公相比，可谓是实现了大跨步的超越。

晋景公继位时，春秋争霸赛正进行得如火如荼。大大小小几十个诸侯，你打我、我打你，经过长时间较量，楚国打败晋国，楚庄王成为一代霸主。后晋景公又打败齐国，为晋国的霸业奠定了基础。

晋景公晚年因为身体不好，就把很多事情交给太子去做。也许是空闲时间多了，也许是病中多思的缘故，他常常会不由自主地反思自己继位以来的得失。其中赵氏一族的遭遇，让晋景公格外意难平。

遥想当年晋文公重耳流亡在外20多年，赵衰始终不离不弃，跟随左右，并最终拥立晋景公的爷爷重耳为晋王。赵衰之子赵盾又拥立晋景公的父亲晋成公上位，赵盾之子赵朔不仅能征善战位列大将军，还是晋景公的姐夫。赵氏一族对晋国忠心耿耿，曾立下了汗马功劳。

然而最是无情帝王家，由于权力交织，各种矛盾错综复杂，加上一些不可控的人为因素，晋景公还是下令诛杀了赵氏一族300余人，只留下年仅10岁的外甥赵武这最后一根独苗。

后来，晋景公又听取韩厥的谏言，恢复了赵武的爵位并封赏了土地。对于这件事，他心里越想越感觉不安，午夜梦中也难免心有戚戚焉。

兴许是日有所思夜有所梦，晋景公生病后不久就做了一个噩梦。梦中只见一个厉鬼，一身白衣，面目惨白，披散的头发拖到地上，一边像僵尸似的跳跃，一边双手捶胸，用凄厉的声音怨恨地说道："你杀了我的子孙！杀了我的子孙！这是不义的行为。我向上天请求为子孙复仇，已得到上天的允许了，你拿命来吧！"说完就猛地朝自己扑来……

晋景公吓得满头大汗，挣扎着从梦中醒来。他觉得这个梦很不吉利，于是立即召见了桑田的巫人。巫人通过占卜，将梦里的情形一一说了出来。

晋景公就问该怎么办，这个巫人大概是为了显示自己本领高超，也可能是个非常诚实的人，一时忘形就脱口而出："你这种情况没救了，恐怕都等不到吃今年新收的麦子了。"

那个时候占卜之术盛行，医术还没有发展起来，人们治病大多还是靠巫术。听了巫人的话，景公心情更加郁闷了，外疾加上内魔，病情越来越严重了。虽然也有医生一直在为他精心治疗调理，药也没少吃，却不见什么起色。

毕竟是一代霸主，晋景公并没有坐以待毙，而是派人四处寻访名医，请到晋国来为自己治病。

当时，秦国有一位名医"缓"，医术精湛，口碑甚佳，于是晋景公就派人专门去秦国请"缓"来给自己治病。

当时秦、晋两国之间的关系已经完全破裂，相互征伐不断，但秦国国君秦桓公的心胸很豁达，得知晋景公遣人前来求医后，并没有拒绝仇敌的请求，而是让"缓"立即前往晋国，为晋景公治病。因为"缓"来自秦国，所以史书上就称他为"秦缓"。

当秦缓还没有抵达晋国、尚在半途中的时候，病中的晋景公又做了个怪梦——他梦见自己身上的疾病变化成两个小孩，钻到了自己的身体内。

其中一个小孩对另一个小孩说："这次的医生是从秦国来的，他可是名医，听说医术很高明，咱们这一次恐怕是躲不过了，要往哪里逃才好？"

而另一个小孩则不慌不忙地回答说："不用怕，不用怕，我们躲在他体内肓的上面、膏的下面，那么就算秦国来的医者再厉害，他也找不到我们，拿我们没有办法！"

随即，晋景公就从梦中惊醒，与之前的"厉鬼复仇"梦一样，晋景公对于这个梦也莫名其妙，不知寓意如何。

不久后，秦缓来到了晋国，开始为晋景公诊治。他仔细检查了晋景公的身体情况，观察了一番之后，叹了一口气，随即无奈地对晋景公说："君上的这个病，我实在是无法医治了啊！您的病已经发展到了肓之上、膏之下，这个地方既不能施以针灸，又不能以药汁入口而发挥药效，请恕我无能为力了。"

晋景公听了秦缓的话后并没有生气，想起自己之前做的梦，他平静地对秦缓说："您是一位好医生，诊治的情况都对症，我的病无法医治，过错不在于您！"

于是，晋景公赏赐了秦缓许多贵重的礼物，然后让他返回秦国。

此后，晋景公再也没有寻求医治手段，只是静静地等待死期的来临。

没想到，这一等竟然等到了新小麦的丰收。晋景公欢欣鼓舞，他认为这是病情好转的预兆。

于是，晋景公派人把新小麦做成的饭放在巫人面前，并奚落道："是谁说寡人吃不到今年的新小麦？"并一怒之下，当场斩杀了巫人。

晋景公正要吃饭，突然想去一趟茅厕。他没有想到的是，如厕后他竟然失足掉进粪坑里淹死了。

晋景公作为一代霸主，竟然以这种结局永远留在了历史长河中，终究还是没有吃上当年的新小麦，还被后人戏称为"生得勇猛，死得窝囊"。

这个故事衍生出了一个成语——病入膏肓，指病已危重到无法救治的地步，形容病情十分严重，无法医治，比喻事情到了无法挽救的地步。

晋侯梦大厉，被发及地，搏膺而踊，曰："杀余孙，不义。余得请于帝矣！"坏大门及寝门而入。公惧，入于室。又坏户。公觉，召桑田巫。巫言如梦。公曰："何如？"曰："不食新矣。"公疾病，求医于秦。秦伯使医缓为之。未至，公梦疾为二竖子，曰："彼，良医也，惧伤我，焉逃之？"其一曰："居肓之上，膏之下，若我何？"医至，曰："疾不可为也，在肓之上，膏之下，攻之不可，达之不及，药不至焉，不可为也。"公曰："良医也。"厚为之礼而归之。六月丙午，晋侯欲麦，使甸人献麦，馈人为之。召桑田巫，示而杀之。将食，张，如厕，陷而卒。

——出自《左传·成公十年》

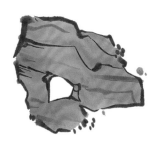

033

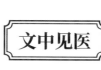

膏肓到底是什么

膏肓，指心下膈上之脂膜。用现代人体解剖学分析，膏肓应该是心脏与包膜之间的部位。换句话说，膏肓应该是人体心包。

中医认为，膏肓之处是人体最里面的部位，病由表及里，一旦进入这个部位，就无药可医了。

从某种意义上说，外有病属表，病情较轻浅；而内有病属里，病情较深重。

从病情发展的势态上看，外邪由表及里，是病情渐重的表现；病邪由里出表，是病情渐渐减轻的表现。

因此，中医有"病邪入里一层，病深一层；出表一层，病轻一层"的说法。

在中医学里，还有一个叫膏肓的穴位，位于人体后背第4胸椎棘突下，旁开四横指处的一对穴位，是治疗各种虚劳和慢性病的主要穴位。当久病不愈或者身体衰弱时，以此穴施灸，可以起到扶阳固卫、济阴安营、调和全身气血的作用，从而使身体恢复强壮。

现代研究认为，膏肓穴主要用于治疗慢性支气管炎、慢性咳嗽和哮喘等病症。常灸疗膏肓穴，可以起到强身健体、预防保健的作用。

认识日常保健五大要穴

除了膏肓穴，人体还有多个可以起到强身健体、预防保健作用的穴位，最常用的有以下 5 个：

1. 膻中：位于两乳头连线中点，胸骨之上，属于任脉，是心包经经气聚集之处。此外，一身宗气也汇合于此穴。膻中有理气开胸、降气通络之功，多用于治疗心悸、气短、胸闷、胸痛、乳腺增生、咳嗽、哮喘等病症。可用掌根来回摩擦此穴，以透热为度。

2. 三阴交：在小腿部内侧内踝高点上 3 寸，胫骨内侧面后缘，为主治妇科病常用穴。妇女由于月经、胎产、哺乳等，以血为用，又易耗血，因此，情绪易于激动，肝气容易郁滞，出现肝血不足的状态。三阴交能疏理肝脾养血，常用来治疗月经不调、崩漏、痛经、经闭、带下、产后腹痛、习惯性流产、乳汁缺乏等。操作方法为每日按揉三阴交 50 ～ 100 次，以有酸胀感为宜。

3. 足三里：位于小腿的外侧，膝盖骨斜下方。足三里是胃腑疾病和人体强壮的要穴，几乎所有的胃肠道疾患，如浅表性胃炎、糜烂性胃炎、萎缩性胃炎、肠炎等疾病，只要有胃痛、胃胀、反酸、烧心、呃逆、便秘、泄泻等症状，都可以按这个穴位进行保健。操作方法为每日按揉足三里 50 ～ 100 次，以有酸胀感为宜。

4. 涌泉：在足心凹陷处。平时按揉此穴有助于治疗咽喉肿痛、头痛、眩晕、高血压等。由于此处最敏感，刺激后有开窍苏厥、回阳醒脑的功效，若发现有人猝然昏倒、不省人事，可强刺激该穴位，按揉50～100次。

5. **关元**：位于肚脐下3寸，是"男子藏精，女子蓄血"之处，临床上常用来治疗泌尿、生殖系统疾病，如遗尿、阳痿、泄泻、带下、不孕不育、闭经、产后腹痛等。可用擦法，以透热为度，每日1～2次；或用艾灸，每次10～15分钟，每日1次。

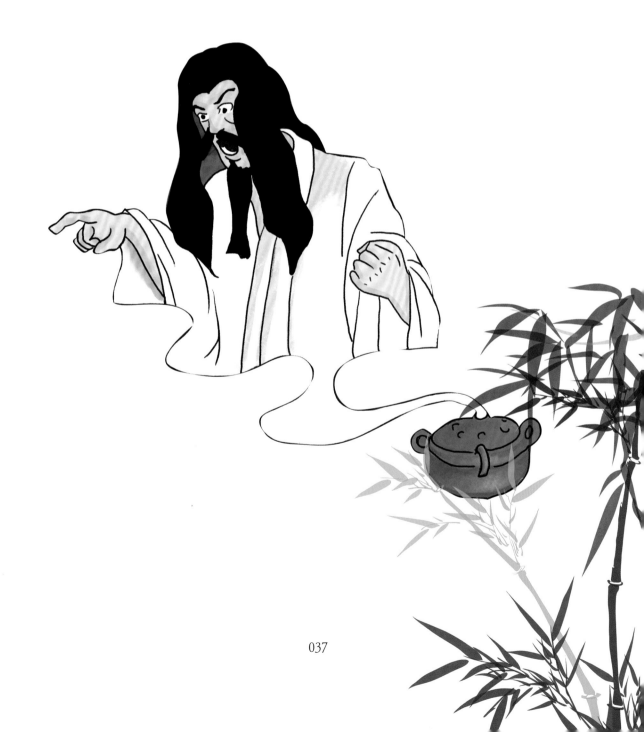

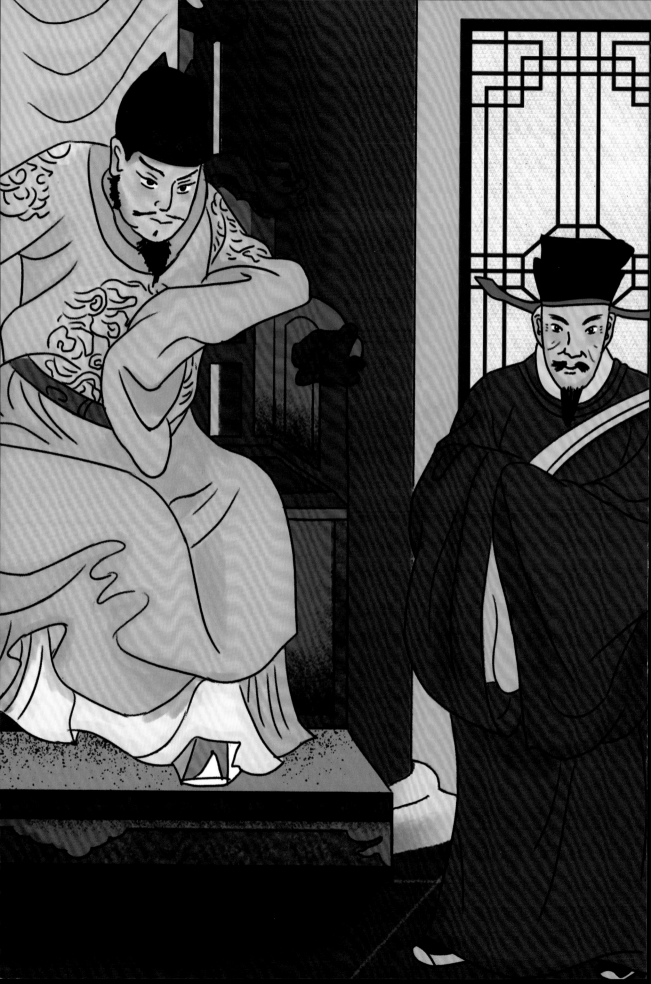

修身养性

在明朝 276 年的历史中，奇葩的故事太多，其中奇葩的皇帝就有好几个，如数十年不上朝的嘉靖皇帝、万历皇帝，自封大将军的正德皇帝，不做皇帝做木匠的天启皇帝等。

因此，有些人认为，明朝的皇帝大多数都水平不行。而事实上，明朝出现的明君并不少。

朱元璋、朱棣、朱高炽、朱瞻基、朱祁钰、朱祐樘六位明朝皇帝，都是英明之君。尤其是前三代君主，可以与历代明君相提并论，有的甚至是有过之而无不及。

明朝成化二十三年（1487 年），明宪宗驾崩，18 岁的太子朱祐樘继位，是为明孝宗。朱祐樘继位第二年，改年号为"弘治"。

明孝宗的父亲明宪宗，在晚年时期沉迷女色，宠信奸臣，怠于政事，以至于奸佞当权，西厂横行，朝纲败坏，加上连年的水、旱灾害，致使人民处于饥寒交迫、水深火热之中。

就是在这种背景下，明孝宗从父亲那里接过了烂摊子：朝廷财政亏空，行政效率低下，内部有流民的反抗，外部有蒙古鞑靼部的不断骚扰，加上四川、河南、陕西等地相继闹灾，各类问题成堆。

怎么办？该怎么办？感到焦头烂额的明孝宗，到处寻求治国理政的良策，一些宦官和方士乘机引导孝宗行求神问道之事，结果是朝廷和全国的情况仍旧一团糟。

这时候，站出来一位老臣——丘濬，献上了良策。丘濬是谁呢？

丘濬，字仲深，号琛庵，广东省琼州府（今海南省海口市）人，生于永乐十九年（1421 年），卒于弘治八年（1495 年），活了 70 多岁的他，从英宗到孝宗四朝为官，官至文渊阁大学士（相当于宰相），死后"赠太傅，谥文庄"。

丘濬出生于穷苦人家，在他很小的时候，父亲就病逝了，是母亲李氏独自支撑门户，将他抚养成人。

从幼时起，丘濬就十分聪明，且十分勤奋好学。《明史》有载，称其"过目成诵"，"家贫无书，尝走数百里借书，必得乃已"。

因为博学多才，丘濬科举之路很顺利，为官之路也是步步升迁，并且逐渐成为明代中期著名的思想家、史学家、政治家、经济学家和文学家，被明孝宗御赐为"理学名臣"，被史学界誉为"有明一代文臣之宗"。

根据当时的国家状况，针对当朝的弊病，已经 70 多岁的丘濬，于弘治五年向明孝宗上了一道重要的奏疏。

丘濬在奏疏中说："据史书记载，春秋时期只发生过 5 次地震，出现过 3 次彗星，2 次异鸟。而现今仅查成化二十二年中就出现 3 次彗星，大小地震五六百次。最近彗星又出现在天津上空，地震山鸣，异鸟鸣于禁中。异兆出现这么多，恐怕是上天对国家的警示。"

丘濬建议，希望明孝宗能体念上天仁爱之德和祖宗创业的艰辛，正身清心，不迷惑于异端邪说；节俭财用，使不至于损耗过大；公正地任用大臣，不偏听、偏信；公开阐明事理，禁止私下拜谒；勤于政务而提倡节俭……这样的话，奉承邀宠的小人和以旁门左道扰乱政事之徒，自然无法逞其奸，天上异象自然会消失。

丘濬还详细列出了时弊 22 条，希望明孝宗能一一革除，并且还提出了详细的对策。

明孝宗见到丘濬的这道奏疏，十分欣慰，感觉豁然开朗，遂采纳了他的意见。

随后，明孝宗励精图治，进行了一系列的改革，实现了整个大明王朝难得一见的"弘治中兴"局面。

"修身、齐家、治国、平天下"是古时读书人的毕生追求。丘濬奏疏中提到的"正身清心"，正是儒家修身养性之道。这与道家和医家所提倡的"修身养性"，正好不谋而合。

修身：指的是使自身心灵纯洁；养性：使自己的本性不受损害。修身养性的意思是通过自我反省体察，使身心达到完美的境界。

对于个人来讲，修身养性可以使身心达到完美的境界，健康长寿，事业顺利；对于国家来讲，"修身养性"可以使政治清明，社会安定，人民幸福，繁荣强盛。

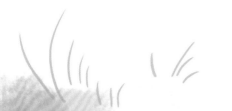

成语出处

澐上言："臣见成化时彗星三见，遍扫三垣，地五六百震。迩者彗星见天津，地震天鸣无虚日，异鸟三鸣于禁中。《春秋》二百四十年，书彗孛者三，地震者五，飞禽者二。今乃屡见于二十年之间，甚可畏也。愿陛下体上天之仁爱，念祖宗之艰难，正身清心以立本而应务。谨好尚不惑于异端，节财用不至于耗国，公任使不失于偏听。禁私谒，明义理，慎俭德，勤政务，则承风希宠、左道乱政之徒自不敢肆其奸，而天灾弭矣。"因列时弊二十二事。帝纳之。

——出自《明史·列传·卷六十九》

文中见医

修身养性能使人健康

中医学认为，正气不足是疾病发生的内在条件，正气足就可以不生病、少生病，即使有病邪侵犯，亦能与之抗争，并尽快消除邪气，也可免于发病。

邪气，简称"邪"，泛指各种致病因素，如六淫、疠气、外伤、虫兽伤、寄生虫、七情内伤、饮食失宜、痰饮、瘀血、结石等。邪气，无论是自体外而入，还是体内所生，都是能够削弱、损伤人体正气，破坏脏腑组织功能和形态结构的有害物质，也就是说，

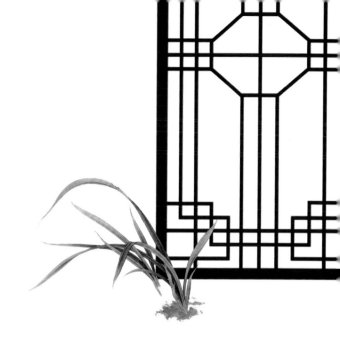

任何"邪"都具有一定的致病性。

正如《黄帝内经》中说:"正气存内,邪不可干。"意为人体正气充盈,护外功能正常,致病邪气就不容易侵害人体,疾病也就无从发生。

正气从哪里来呢?修身养性是养正气的重要条件。调摄情志,才能使七情反应有度,维护人体正气,从而减少疾病的发生。

《黄帝内经》讲:"怒则气上,喜则气缓,悲则气消,恐则气下……惊则气乱……思则气结。"

过度的欲望会导致七情的过度反应,损害人的健康。通过修身养性,消除我们不正常的欲望,才能做到"法于阴阳,和于术数,食饮有节,起居有常,不妄作劳,故能形与神俱,而尽终其天年"。

学学中医修身养性六字诀

1. **顺**：养生跟着节奏走。古人认为，人身体的变化与四季轮回是一致的，因此饮食起居、衣食住行必须与季节相适宜。《黄帝内经》说"毋逆天时"，这里的"时"，指的是四时阴阳，具体说就是春夏养阳、秋冬养阴。

2. **静**：让心安静下来。现代人喜欢生活得热热闹闹，每天时间都安排得满满的，生怕孤独和寂寞。其实，这种浮躁的生活对健康极为不利。《黄帝内经》说："恬惔虚无，真气从之，精神内守，病安从来？"人安静下来，可以减少很多不必要的消耗，特别是"气"的消耗，做到身体"节能"，这样才能预防疾病、益寿延年。

3. **修**：修身行善烦恼少。平时积德行善、豁达大度的人，往往能和这个世界和谐相处，能减少很多烦恼，心情愉悦。修身养性，宽以待人，淡泊名利，对别人好，自己收获的将是健康、快乐和长寿。

4. **调**：多做深长呼吸。人难免会遭遇营养失衡、过度劳累、病邪侵袭等诸多不良因素，这时候就要用到"调"字了，应该根据四季的变化调养精神意志及七情六欲，其中还要学会"调息"，即练习呼吸吐纳。

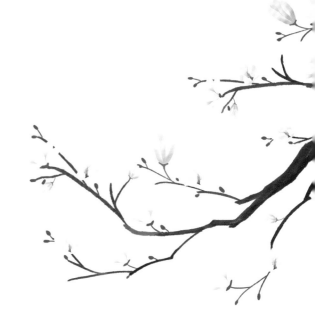

5.补：有补有泻最健康。古人推崇用滋补药物调理阴阳、脏腑、气血，原则有三：一是辨证施补；二是食补为先；三是补泻结合。

6.固：固精、固气、固神。固精，就是要保护肾气，最重要的是节欲。固气，一要减少耗气；二要多晒太阳，补充阳气；三要多做有氧运动，增加氧气；四要保障睡眠，不能熬夜；五要通过饮食带来水谷之气。固神，就是要调养七情，不要过喜、过怒、过忧、过思、过悲、过恐、过惊。

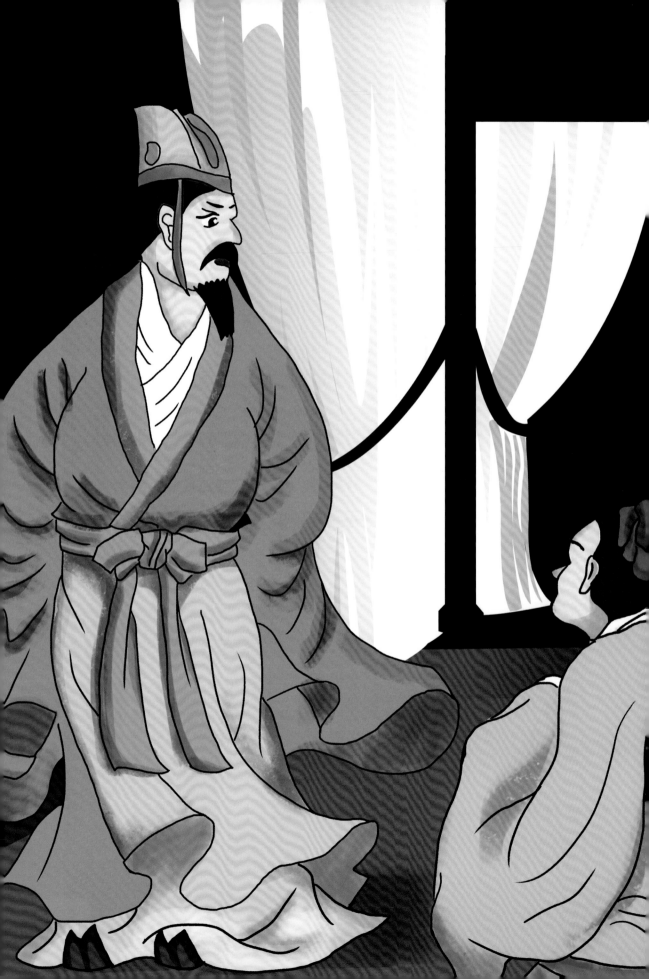

病从口入，祸从口出

有这样一首诗，讲了一个很有意思的故事，而且其中相关的名句流传了1700多年，常常被人们引用。

西晋名臣有傅玄，天性急躁无遮拦。

只因座次在卿后，怒斥众人被免官。

深思己过自忏悔，谨言慎行身才安。

病从口入食莫乱，祸从口出莫胡言。

诗中提到的傅玄，是魏晋时期名臣、文学家、思想家。他的家世很厉害，其祖父傅燮，在东汉时期曾任汉阳太守；父亲傅干，在三国时期曾任曹魏的扶风太守。

然而，到了傅玄这里，家庭却出现了变故，在他少年时父母就去世了。因此，傅玄从小就陷入孤贫之中。

不过，傅玄天资聪慧，从小就刻苦读书，博学多识，文采出众，并且通晓音律。

长大后，因为才华出众，傅玄被举荐走上仕途，在曹魏时期与东海缪施奉命撰集《魏书》。

266年，司马炎"受禅"建立西晋，任命傅玄与散骑常侍皇甫陶共同掌管谏官之职，后又先后任命傅玄为御史中丞、太仆等职。这一时期，傅玄为国家做出了很多重要贡献。

不过，傅玄的性格刚强正直，不能容忍别人的短处，这也让他的仕途和人生走了弯路。

咸宁四年（278年），景献皇后羊徽瑜驾崩，皇帝派人在弘训宫设立祭丧的位置，接受皇亲国戚和文武百官的吊唁。

按照之前的规矩，司隶校尉上朝时，应该在端门外面独坐一席。而进入殿内时，司隶校尉因为其官阶在众卿之下，就需要在公卿之下按次序就座，与人同坐一席。

当时在现场的谒者（礼仪人员）引导就座时，认为弘训宫是在殿内，傅玄当时是司隶校尉，于是把傅玄的位置设在卿位之下。

傅玄见状，非常生气，大声呵斥谒者："是谁让你这样安排的？"谒者很是害怕，于是谎称这是尚书安排的，想着傅玄会看在尚书的面子上，就不会再为难他，这事儿就算过去了。

令人没有想到的是，傅玄听了谒者的辩解，非但没有消气，反而认为谒者是拿尚书来压制他，于是就当着文武百官的面，对着尚书大骂起来，骂了一通之后，愤然离去。

尚书倒是比较有度量，没有和傅玄争论、计较。但是，别的大臣却看不下去了，不久，御史中丞庾纯就向皇帝上疏，弹劾傅玄，说他对皇后大不敬、对同僚不尊重，缺乏作为大臣应有的修养。

随后，傅玄上表为自己辩护。但是皇帝在向文武百官调查情况时，文武百官大多都认为错在傅玄。

因此，皇帝也非常生气，就治了傅玄的罪，罢免了他的官职。这件事让傅玄备受打击。

其实，傅玄为官很是尽职尽责，他每次有奏疏检举，都会很重视，有时候时间已经很晚，他就会焦躁不安得睡不着觉，甚至坐着等到天亮，然后去上朝。

因为傅玄的严苛，文武百官和王公贵族都比较忌惮他，也不敢轻易犯错误了。因为他的影响，朝廷的行政效率逐渐提高，文武百官之中也逐渐形成了清廉的风气。

被治罪免官之后，傅玄也开始深刻地反思自己：自己平时性子急躁，对人严苛，缺乏包容心，让很多同僚对自己都有怨言。现在出现这种情况，既影响了个人声誉和前途，也对朝廷造成了不良影响。自己的缺点是得改改了！

痛定思痛之后，傅玄挥笔写下了《口铭》这一千古名篇。遗憾的是，经历了这次事件的打击之后，傅玄于当年就去世了，享年 62 岁。

《口铭》之中的一句"病从口入，祸从口出"，流传了 1 700 多年，常常被后人所引用。

"病从口入，祸从口出"，意思是疾病常常是因饮食不注意而引起的，祸患常常是因说话不注意而造成的，现在多用来提醒人们说话要慎重，该说的话说，不该说的话不说，要讲究一个度。

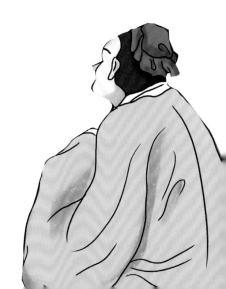

神以感通，心由口宣。福生有兆，祸来有端。情莫多妄，口莫多言。蚁孔溃河，淄穴倾山。病从口入，祸从口出。存亡之机，开阖之术。口与心谋，安危之源。枢机之发，荣辱存焉。

——出自《口铭》

文中见医

饮食因素是常见重要致病因素之一

饮食是人体生存和保持健康的必要条件，与健康密切相关。中医学将病因分为外感病因、内伤病因、继发病因、其他病因四类。具体如下：

1. 外感病因：包括自然界六种邪气和疫病之气。

2. 内伤病因：包括七情内伤、饮食失宜、劳逸失当等。

3. 继发病因：包括痰饮（水液代谢障碍所形成的病理产物）、瘀血、结石等。

4. 其他病因：包括外伤、寄生虫、遗传等。

其中，饮食失宜是最常见的重要致病因素之一，主要有四种情况，即饮食不节（饥饱失常）、饮食不洁、饮食偏嗜、饮酒过度。

饮食不节也包括三种情况：①"过饥"则气血化源不足，脏腑功能减退，正气虚弱而变生他病或易感他病。②"过饱"或暴

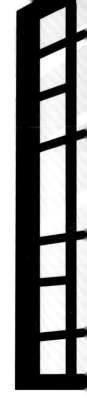

饮暴食，则"饮食自倍，肠胃乃伤"，若在疾病初愈阶段，则可引起疾病复发。③"饮食无时"（没有节律、规律），则可导致脾胃腐熟、运化紊乱，导致疾病发生。

饮食不洁是指食用了不洁净，或陈腐变质，或有毒的食物，导致多种脾胃及肠道疾病的发生。

饮食偏嗜指摄入的各类食物搭配不合理，如果过分地偏食或不食某些食物，就会造成人体内的某些营养成分过剩或不足，导致疾病的发生。寒热偏嗜、五味偏嗜、肥甘厚味偏嗜，均可导致疾病的发生或加重。

饮酒过度是现代人的常见行为，酒为水谷之精，其性热而有毒，适量饮用可以宣通血脉，舒筋活络，但是如果饮酒过度，经常"以酒为浆"，则可导致多种疾病的发生或加重。

膳食合理搭配，莫忘"谨和五味"

《黄帝内经》被尊为"医家之宗""养生宝典"，位列中医经典著作之首，提出了"法于阴阳，和于术数，食饮有节，起居有常，不妄作劳"这五项养生保健法则，对于我们现代人的养生保健同样具有重要的指导意义。

食饮有节包括食饮有节制、食饮有节律与食饮有节度三层意思。其中，食饮有节度指种类齐全、比例恰当、谨和气味，即膳食平衡。

1. **种类齐全**：《黄帝内经》云："五谷为养，五果为助，五畜为益，五菜为充，气味合而服之，以补精益气。"明确指出粮食、果品、肉类、蔬菜等为膳食的主要组成部分。

2. **比例恰当**：以粮食为主食，肉类为副食，蔬菜、果品为补充。

3. **谨和气味**：指膳食需要谨慎地调和寒、热、温、凉四种性质与酸、苦、甘、辛、咸五种味道，以使人体阴阳、气血、脏腑平衡协调，确保身体健康。

前两条"种类齐全、比例恰当"是比较容易做到的，难以做到的是第三条"谨和气味"，"气味合而服之"。

中药绝大多数取材于动植物，而我们的食材当中，有很多是"药食同源"的药物，具备中药四气五味的特性。有的偏于寒凉，有的偏于温热；有的偏于辛辣，有的偏于酸或咸。

因此，我们选择食物时，不仅要在谷类、肉蛋奶类、果蔬类等方面保持种类齐全、比例恰当，而且要在"四气五味"方面保持合理搭配。

例如，吃凉性的海鲜时，宜搭配辛温的生姜、芥末等；吃热性的羊肉后，宜进食一些甘凉的水果……这样搭配才更有利于健康。

因此，《黄帝内经》中说："是故谨和五味，骨正筋柔，气血以流，腠理以密，如是则骨气以精。谨道如法，长有天命。"

同学们，你们知道我们平时常吃的食物，分别归属于"四气五味"的哪一种吗？

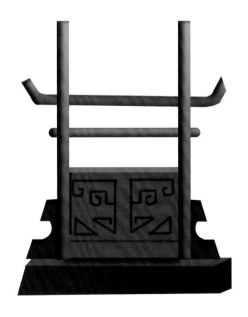

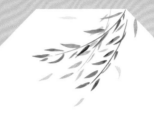

辑二
民俗里的中医

民间习俗，历史悠久，世代传承。

小则引导百姓日常生活，大则造就民族人文性格。

传统节日，是中华文化重要的组成部分；

时令节气，是古圣先贤留下的伟大发明；

民间谚语，是普通百姓总结的智慧结晶。

很多民俗，与健康相关，是护佑百姓安康的载体；

了解民俗，学中医知识，是维护自身健康的捷径。

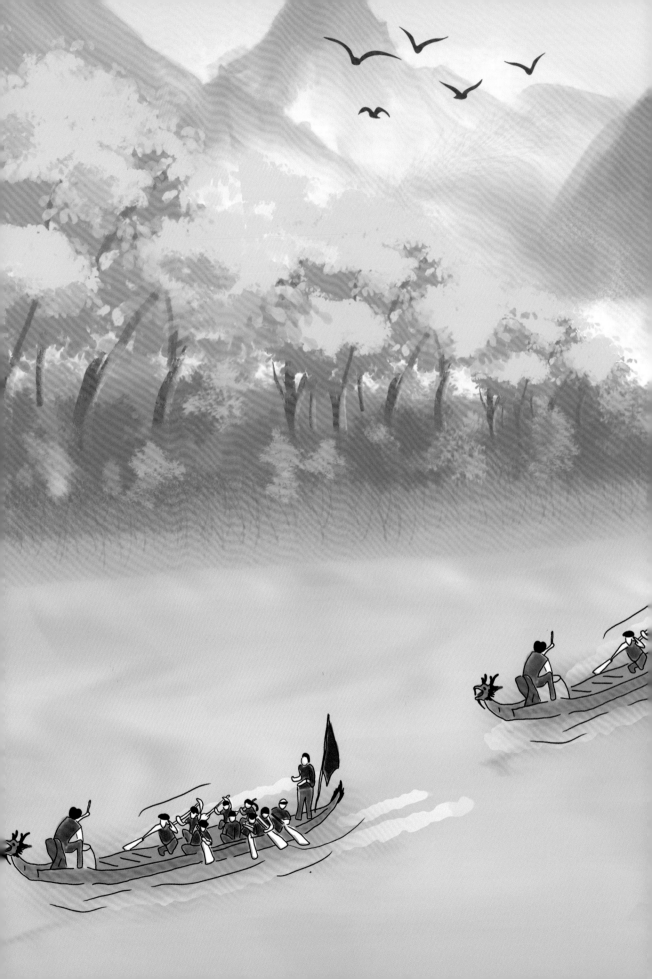

端午节：这些习俗与中医有关

2023 年端午节的佛山，龙舟竞渡、锣鼓喧天。起龙仪式、龙船漂移、夜龙汇游、龙舟巡游、水上市集、千人龙舟宴等一系列的活动场景在大河小涌轮番登场。

同一天，在中国龙舟之乡、世界美食之都顺德，共有超 10 万人参与了欢乐龙舟文化节系列赛事。

与此同时，在中华大地的无数个城市，关于端午节的活动都在精彩进行着，连黑龙江、贵州、新疆的一些城市，都开展了赛龙舟等端午节活动。

再往外看，韩国、朝鲜、日本、新加坡、马来西亚、印度、俄罗斯、美国、加拿大、德国、英国、巴西、阿根廷等很多国家，也同期举办了端午节活动。可以说，凡是有中华儿女的地方，就会有端午节活动。

端午节的历史悠久，早在唐代，大诗人刘禹锡就在《竞渡曲》一诗中，描绘了当时人们在端午节赛龙舟的情形："扬枹击节雷阗阗，乱流齐进声轰然。蛟龙得雨鬐鬣动，螮蝀饮河形影联。"可见当时的场面之震撼。

传承 2 000 多年的端午节，是中华优秀传统文化的缩影。2006 年 5 月，端午节入选首批国家级非物质文化遗产名录；2009 年 9 月，端午节成为我国首个入选世界非物质文化遗产的传统节日。

端午节也叫端阳节，与春节、清明节、中秋节并称为中国四大传统节日，时间定在每年农历五月初五。关于端午节的起源，流传甚广的说法是为了纪念战国时期楚国爱国诗人屈原，此外，还有纪念伍子胥、曹娥、陈临等人的说法。

其实，端午节的一些习俗，自上古时期就有了。现代学者闻一多在《端午考》一文中认为，端午节最早源自百越先民的图腾祭。

近代大量出土文物和考古研究表明：早在上古时代，百越先民便创造出了璀璨的文明。出土的文物和历史传说证明，端午节就是他们创立的用于祭祖的节日。

从全国范围看，端午节有饮雄黄酒、赛龙舟、赏石榴花、采草药、挂艾草与菖蒲、洗艾水澡、食用粽子、拴五色丝线、熏苍术、佩香囊等习俗。

在中原地区，端午节的习俗也十分丰富，主要包括食用粽子、拴五色丝线、饮雄黄酒、赛龙舟、儿童佩戴香囊、悬挂艾草与菖蒲、吃煮鸡蛋或鸭蛋等。

宋代大文豪苏轼在《六幺令·天中节》一词中写道："虎符缠臂，佳节又端午。门前艾蒲青翠，天淡纸鸢舞。粽叶香飘十里，对酒携樽俎。龙舟争渡，助威呐喊，凭吊祭江诵君赋。"

在这首词里面，苏轼就写了"虎符缠臂"、悬挂艾草和菖蒲、放风筝、吃粽子、喝雄黄酒、赛龙舟等习俗。

端午节所在的农历五月，自古以来被人们称为"恶月""毒月"，此时暑气上升，容易出现瘟疫，毒虫泛滥容易引发百病滋生。比如小孩的手足口病、湿疹、荨麻疹及各种疹子，以及妇科疾病等，都在这个季节高发。

夏季也是一个驱除瘟疫的季节，仲夏端午阳气旺盛，在端午这天采的某些草药祛病防疫效果最好。

因此，我们智慧的先人们为了教人们保健防病，将很多中医防病手段与传统的节日活动结合起来。我国自古传承下来的很多端午习俗都有祛病防疫内容，如挂艾草、佩戴香囊、拴五色丝线、洗草药水澡、熏苍术祛病防疫等。

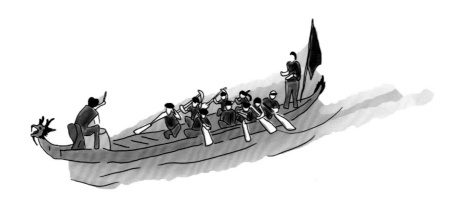

文中见医

端午节习俗里的健康

健康习俗之一：吃粽子。 端午时节我国大部分地区已进入暑热夏季，而粽子的主料是糯米，糯米味甘、性平，有温胃补中、益气止泻之功效；粽叶的选材一般是竹叶、荷叶、苇叶等，竹叶可以清热除烦、利尿排毒，荷叶能清热利湿、和胃宁神，苇叶可以清热生津、除烦止渴。但是需要注意的是，糯米不易消化，不宜多吃。

健康习俗之二：悬挂艾叶、菖蒲。 我国民间有将艾叶、菖蒲插挂在门头或窗户上的习俗。端午时节空气潮湿，而艾叶、菖蒲具有芳香清新的特点，能除污浊，净化空气，保持室内清洁卫生，起到消毒、预防疾病的作用。这一习俗在日本、韩国、越南、新加坡等国也很盛行。

健康习俗之三：儿童佩戴香囊。 端午节佩戴香囊是我国民间流行最早的习俗之一，将白芷、丁香、苍术、藿香、佩兰、紫苏、薄荷、艾叶、广木香等芳香中药研成细末，装进五色彩线织成的药袋中，戴在身上，不但可起到辟秽、防疫、益气、清神、醒脑、散浊的功效，还可以作为互相馈赠的艺术品。

健康习俗之四：拴五色丝线。 汉代《风俗通》记载："五月五日，以五色丝系臂，名长命缕。"这个习俗直承汉代，至今已有

2 000年之久。在中国传统文化中，象征五方五行的五种颜色"青、红、黄、白、黑"被视为吉祥色。在端午这一天，孩子们要在手腕、脚腕上系上五色丝线，以保安康。

健康习俗之五：熏中草药。民间常将苍术、艾叶、白芷、雄黄等药物燃烧后，用烟熏室内，让中草药的清香气味持续、均匀地分布到室内的每一个角落，以达到辟疫驱邪、杀虫灭菌、驱除四时秽浊的作用。这一习俗与佩戴香囊的意义类似。

健康习俗之六：饮雄黄酒。《白蛇传》中关于雄黄酒的故事妇孺皆知，古语曾说"饮了雄黄酒，病魔都远走"。中医认为，雄黄性温，味苦、辛，有毒，主要用作解毒、杀虫药。因为雄黄有一定的毒性，所以后人已经不再饮用，而是将其外用涂在毒虫叮咬和长疖、生痱子的地方，或者将其撒在居室的墙角和床下，以防毒虫和灭蚊。

健康习俗之七：赛龙舟。赛龙舟是我国端午节的习俗之一，也是端午节最重要的节日民俗活动之一。赛龙舟不仅可以增强人们的身体素质，还可以培养人们团结奋进的精神，"友谊第一，比赛第二"也可以促进建设和谐的人际关系。

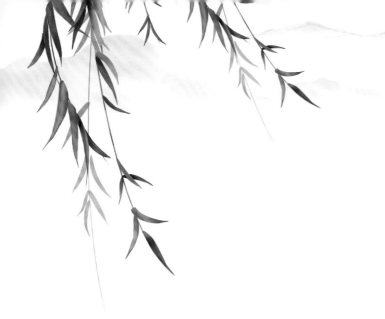

学以致用

学学自制艾条

目前，市场上所出售的艾绒、艾条质量参差不齐，价格也相差甚远。因此，不妨试试自制艾绒、艾条，不仅质量有保障，而且动手创造本身也是一种养生。

材料准备：艾叶、瓷碗、擀面杖、簸箩、桑皮纸、木棍、糯米糊、小刷子。

第一步：精选艾叶。剔除粗枝细梗和质量差的艾叶。选择一个阳光明媚、干燥的天气将艾叶曝晒 1 小时。

第二步：捣艾绒。取适量干燥艾叶放入碗中，用擀面杖捣数百下直至叶碎如絮。用簸箩筛除粉末，再捣再筛，反复 2~3 次即可得到优质艾绒；也可用家庭小型粉碎机粉碎 1 分钟，用簸箩筛净。

第三步：卷纸筒。先用一个类似艾条大小的圆柱体作模具，根据自己所需的直径用2~3层桑皮纸卷成纸筒,然后刷糨糊固定。立即取下纸筒晾干。再在纸筒内刷数道糨糊,以便干燥后筒体变硬，不变形，有利于填压艾绒。

第四步：填塞艾绒。向纸筒内一点一点填塞艾绒，边填边用木棍夯实。注意用力要均匀，方向要和纸筒长径平行，这样做出来的艾条坚实，燃烧缓慢，火力柔和。

这样一条高质量的纯艾条就做好了。这种卷纸筒做艾条的方法适合做直径比较粗的艾条，如直径在3厘米以上的艾条。

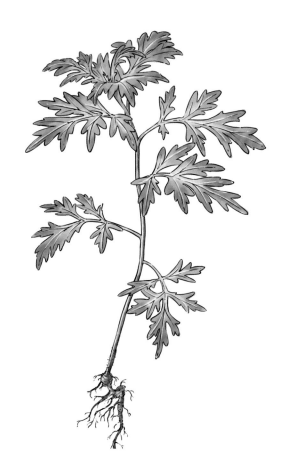

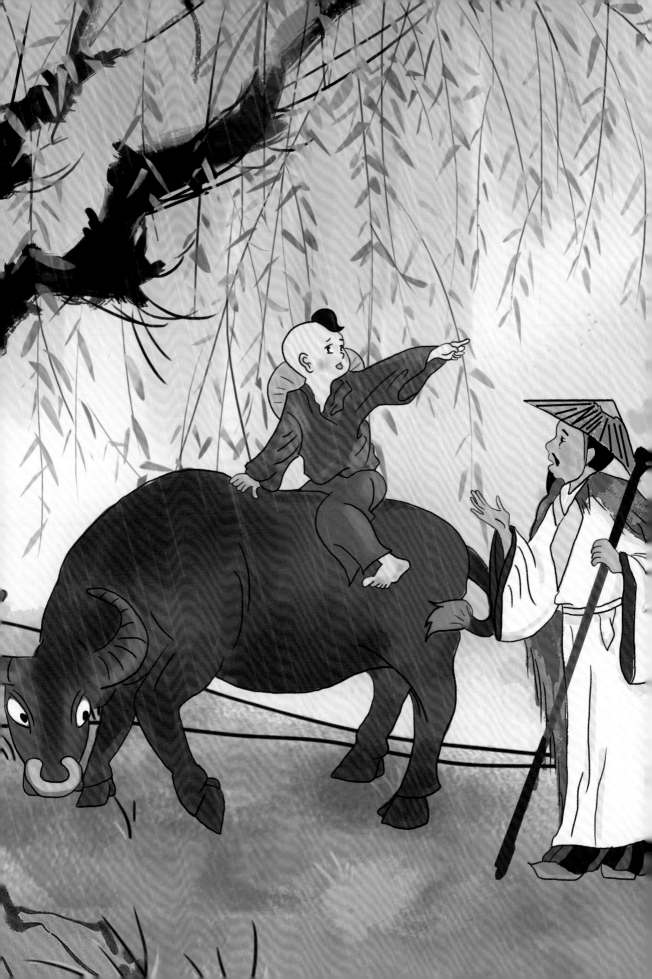

清明节：有双重"身份"的节日

846年，大诗人杜牧当时任池州（在今安徽省）刺史。清明节这天，杜牧正在郊外行走，突然下起了蒙蒙细雨。

此时虽然是柳绿花红、春光明媚的时节，但是清明节这天的雨，还是很凉。田野间扫墓祭祖的人、几个孤身行路的人，脸上无不挂满了忧伤的神情。

杜牧触景生情，不禁更加思念家乡的亲人。这个时节，自己也应该回到家乡扫墓祭祖的，但是家乡远隔2 000多里，自己又政务在身，不能回乡。这令杜牧的心情更加惆怅了。

"要是找个小酒店避避雨，再喝上两杯酒暖暖身子、排解一下愁绪该多好啊！"杜牧正想着，前面过来了一位小牧童。杜牧便问小牧童附近哪里有酒家。

淳朴的小牧童热情地告诉杜牧："您顺着我指的方向往前走吧，那里有一家叫'杏花村'的酒家，不过稍微有点远，您赶紧去吧。"

杜牧告别了小牧童，就朝着杏花村酒家赶去。此情此景，令大诗人诗性难耐，忍不住赋诗一首：

> 清明时节雨纷纷，路上行人欲断魂。
>
> 借问酒家何处有？牧童遥指杏花村。

也许连杜牧都没有想到，他写的这首《清明》广为流传，在千年之后的今天，仍然是名篇佳作。人们每想到清明节，就会想到他的这首诗。

清明节，又称踏青节、行清节、三月节、祭祖节等，节期在仲春与暮春之交，时间在每年公历的 4 月 4 日至 6 日。清明节源自早期人类的祖先信仰，是中华民族最隆重盛大的祭祖大节。

清明节既是中国四大传统节日之一，也是二十四节气之一，具有双重"身份"，兼具自然与人文两大内涵。传承至今，扫墓祭祖与踏青郊游成为清明节的两大礼俗主题。

在中国的二十四节气里面，这个节气为什么叫清明呢？《岁时百问》中是这样解释的："万物生长此时，皆清洁而明净。故谓之清明。"

这个时节，阳光明媚，草木萌动，百花盛开，气清景明，万物皆显，自然界呈现出生机勃勃的景象。在中国南方地区，这时节气候已清爽温暖，大地呈现春和景明之象。北方地区也开始断雪，渐渐进入阳光明媚的春天。

"清明前后，种瓜点豆。"这个时节，农事活动进入繁忙的季节，北方的旱地作物和江南早、中稻等作物，都需要进行播种了，大江南北、长城内外，到处是一片春耕大忙的景象。

那么，清明节扫墓祭祀、插柳等习俗是怎么来的呢？其实，这是融合了一些寒食节的习俗，这里面有一个非常感人的传说。

春秋时期，晋国晋献公的宠妃骊姬，想让晋献公废掉太子申生，改立自己的儿子奚齐为太子。由于一些大臣的反对，一直未能如愿。骊姬就不断陷害太子，最终导致太子申生冤死宫中。

公子夷吾和重耳害怕悲剧在自己身上重演，为了避祸选择逃亡。保护重耳出逃的主要有5人，分别是狐偃、赵衰、魏犨、司空季子和介之推。

重耳在逃亡的过程中，先是被父亲献公追杀，后是被兄弟追杀，境遇十分悲惨，经常食不果腹、衣不蔽体。

据《韩诗外传》记载，有一年他们逃到卫国时，一个叫作头须（一作里凫须）的随从偷光了重耳的盘缠和食物，逃入深山。

重耳一行没有吃的，一路饥饿难忍，走投无路时就向当地农夫乞讨，可不但没要来食物，反被农夫们用土块当成馒头戏谑了一番。接着他们又在深山老林里迷了路，重耳都快饿晕过去了。

为了让重耳活命，介之推走到山沟里，把腿上的肉割了一块，与采摘来的野菜一起煮成汤给重耳吃。

重耳吃后，得知吃的是介之推腿上的肉时，大受感动，声称有朝一日做了君王，定要好好报答介之推。

介之推回答说："我不求你日后报答，只求你关心百姓，做个清明的国君。"

重耳带着众人流亡19年后，在国人内应和秦国的帮助下，回国即位。当车子快进国都时，重耳把陪伴自己流亡用过的破席子扔了。介之推拾起破席，悄悄回了夏县裴介村老家孝敬母亲。

重耳当了国君后，励精图治，成为中国历史上著名的春秋五霸之一晋文公。当时正值周王朝内乱，晋文公还未论功行赏，就马不停蹄地出兵勤王了。

等局势稳定，晋文公开始封赏大臣，跟随他的有功之臣均得到了高官厚禄，却忘了介之推。经大臣提醒，晋文公醒悟过来，十分悔恨，觉得对不起介之推，便命令全国上下寻找介之推。

介之推因为不愿再当官，便带着母亲到风景秀丽的绵山岩洞中隐居，草衣寒食，但是后来还是被人发现了。晋文公知道后，立即亲自率众大臣到绵山邀请他出山。

晋文公一行到了绵山下，派人上山百般呼唤，只有山谷回声，不见介之推出林相见。这时，晋文公急于见到介之推，想到他是孝子，如果火焚绵山，介之推为保全老母性命，一定会背母出山。结果大火烧了多日，还不见介之推的踪迹。

后来，有人在一棵枯柳树下发现了母子相拥在一起的尸骨。晋文公悲痛万分，在介之推的尸体前哭拜一阵，然后派人安葬遗体。

人们搬动遗体时发现介之推脊梁堵着个柳树的树洞，洞里好像有什么东西。掏出一看，是半张破席子。晋文公接过席子细看，只见上面写道：

割肉奉君尽丹心，但愿主公常清明。

柳下作鬼终不见，强似伴君作谏臣。

倘若主公心有我，忆我之时常自省。

臣在九泉心无愧，勤政清明复清明。

晋文公看后又感动又内疚，悲痛万分，追悔莫及，下令改绵山为介山，将一山冈定为他名义上的封地——介公岭，将介之推母子隐居的岩洞改建成介公祠，并立介庙于绵山脚下柏沟村南边的柏树林之中，又命令将定阳县改名为介休县。

晋文公火焚绵山之日，正值清明节前一天（一说前两天）。晋文公十分感伤，令全国上下不得生火煮食，并把这天称为寒食节。后人为纪念敬仰介之推，每逢寒食节都不生火做饭，冷食 1 个月，以后逐渐减至 3 日。寒食节从此便流传下来。

第二年，晋文公率众臣到绵山下的介庙祭奠介之推，看到焚山时被烧的柳树死而复活，以为柳树是介之推转化，便赐柳树为清明柳。

后来，晋文公还要求晋国百姓家家门上挂柳枝，扫墓祭奠，多栽柳树，并上绵山踏青，以纪念介之推。

经过 1 000 多年的演变，到了唐朝，清明节与寒食节的一些习俗逐渐融合。再后来，人们将扫墓、踏青、插柳作为清明节的习俗逐渐流传开来，极少再过寒食节了。

文中见医

二十四节气与健康有关

我国的星象文化源远流长、博大精深，古人很早就开始探索宇宙的奥秘，并由此演绎出了一套完整深奥的观星文化，在天文学领域独步世界数百年乃至 2 000 多年。

成书于战国时期的《甘石星经》，是世界上最早的一部天文学著作，也是古代中国天文学专著和观测记录，观测了金、木、水、火、土 5 个行星的运行规律，记载了 800 颗恒星的名字，准确测定了 120 颗恒星的方位。

在天文学高度发达的基础上，智慧的中国古人又创立了"二十四节气"，分别为立春、雨水、惊蛰、春分、清明、谷雨、立夏、小满、芒种、夏至、小暑、大暑、立秋、处暑、白露、秋分、寒露、霜降、立冬、小雪、大雪、冬至、小寒、大寒。

二十四节气是上古先民顺应农时，通过观察天体运行、气候、

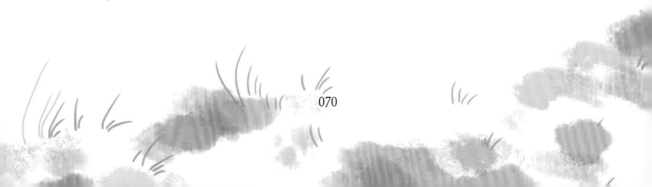

物候等方面的变化规律所形成的知识体系，科学地揭示了天文气象变化的规律，将天文、自然节律和民俗进行了巧妙的结合，衍生了大量与之相关的岁时节令文化，成为中华民族传统文化的重要组成部分。

二十四节气是我国古人的文化遗产和智慧结晶，能反映季节的变化，其变化随时影响着人体健康，与我们的日常生活有着密不可分的关联，可以指导人们的衣食住行。顺应二十四节气变化的规律和特点，按季节气候特点调节人的生活规律，就能更好地防病健身。

2016 年 11 月，二十四节气被联合国教科文组织列入人类非物质文化遗产代表作名录。

《人民日报（海外版）》曾发文称：二十四节气是"中国人用大自然给生活加上的标点"，是华夏民族集体意识里的一套"天人感应装置"，穿越古今，历久弥新，在新时代必将焕发新的光彩和活力。

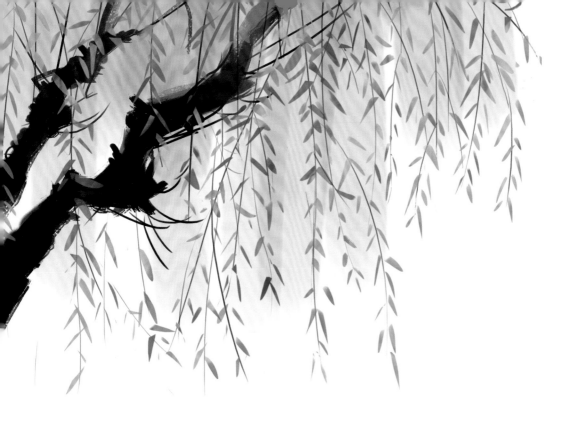

学以致用

清明时节的养生方法

根据清明时节的时令特点，中医认为这段时间的养生应该注意以下几点：

第一，适应春"生"的特点，调摄精神情志，保持心情愉悦、情志舒畅，多去关爱帮助别人，多向社会奉献爱心，避免郁闷、恼怒等不良情志，不宜有独居、默坐等行为，以促进人们肝气的生发、调畅。

第二，要随时注意天气变化，根据天气变化增减衣物，防寒保暖，不宜过早穿着露腿装、露脐装、露胸装、露肩装、露背装等，尤其是体质较弱的人群，在这方面更应该注意。

第三，应多在户外活动，如踏青、放风筝、荡秋千、植树、插柳等，大家可以根据自身身体状态，适当参与。

第四，应减少助肝的酸味食物而增加补脾胃的甘味食物，也可以适当多食用一些应季的芽类或者叶类蔬菜，不可过早贪吃冷饮等寒凉食品，以免伤胃损阳而影响脾胃的消化功能。

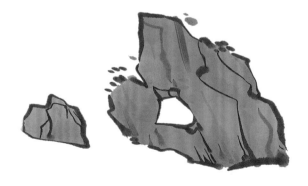

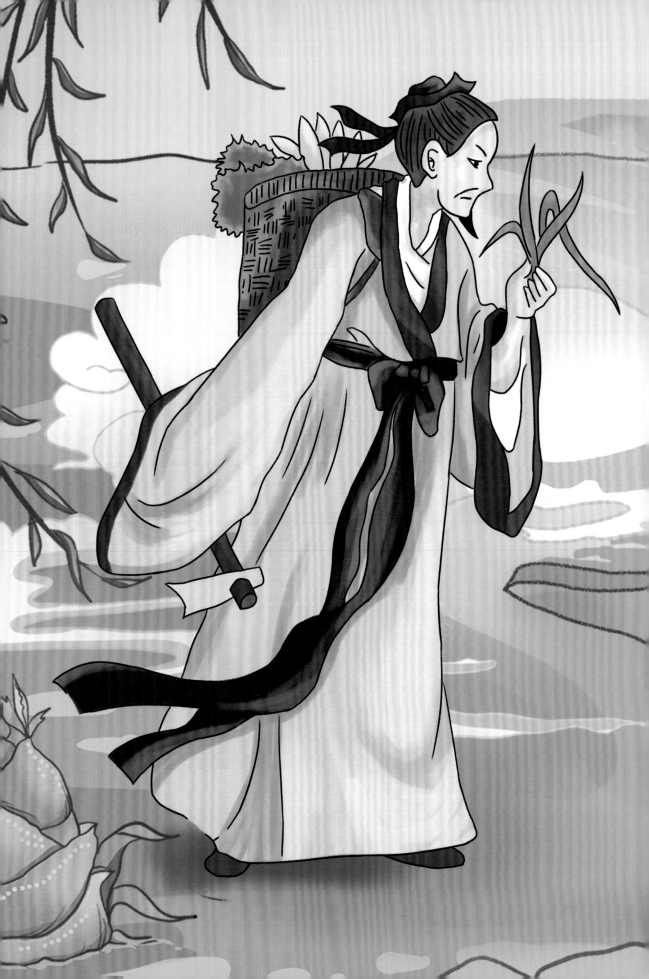

谚语：身强人欺病，体弱病欺人

民间有这样一句谚语："身强人欺病，体弱病欺人。"认为人应该多锻炼，增强体质，体质好的人不容易生病，体质差的人就容易被病"欺负"，甚至平平常常的一个小病，都有可能对身体健康和生命安全构成大的威胁。

这来自民间的智慧，得到了医学专家的广泛认可。其实，古今中外，强身健体都是人们的共识。

早在2 000多年前，《黄帝内经》就提出"正气存内，邪不可干""邪之所凑，其气必虚"，其思想与这句谚语的意思完全吻合。也许这句谚语就是人民群众根据自身生活经验，凝集出的《黄帝内经》思想的白话文。

类似的民间谚语还有很多，例如，"大风先倒无根树，伤寒偏死下虚人""三十年前人寻病，三十年后病寻人"。正气足，体质好，免疫力强，人就不容易生病，生病了也不容易被病击倒；反之，正气弱，体质差，人就容易生病，并且预后不良。

我们阅读名著《红楼梦》会发现，贾府里那些养尊处优、锦衣玉食的年轻人，似乎身体都不是很好，从林黛玉、薛宝钗这对女主角，到王熙凤、秦可卿等，总会或大或小有点"病"，尤其是林黛玉，是个标准的"病秧子"。

《红楼梦》里对林黛玉的描写很经典："两弯似蹙非蹙罥烟眉，一双似喜非喜含情目。态生两靥之愁，娇袭一身之病。泪光点点，娇喘微微。娴静时如娇花照水，行动处似弱柳扶风。心较比干多一窍，病如西子胜三分。"

短短几十个字，让林黛玉体弱多病的特点跃然纸上。以至于我们年轻时读《红楼梦》，都忍不住为"一身病"的林黛玉担心，生怕她哪一天病情又加重了。

林黛玉本就先天虚弱，常年吃药，加上家庭变故和爱情破灭的打击，导致她 17 岁就香消玉殒了。这也说明，身体虚弱的人，更经不起疾病的打击。

然而，体质虚弱的人就不能长寿吗？答案是否定的，有的人经过用心调养和身体锻炼，一样是可以长寿的。

南宋文学家、史学家、爱国诗人陆游，活了 85 岁，在硝烟四起、民不聊生的南宋时代，算是相当长寿了。不过，他年轻时体弱多病，即便是到后来，也不是非常健康的人。

陆游是胸怀大志、拥有拳拳报国之心的人，他在《观大散关

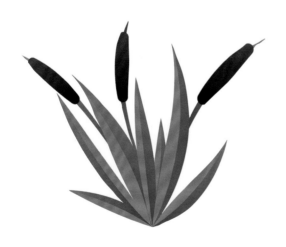

图有感》这首诗中，表明了他的志向："上马击狂胡，下马草军书。"

然而，现实却没有那么美好，他接着写道："二十抱此志，五十犹癯儒。"遗憾自己 20 岁时就有这样的雄心大志，到 50 岁了仍然是个瘦弱又贫穷的读书人。

陆游在《养生》这首诗中，介绍了自己的身体状况："禀赋本不强，四十已遽衰，药裹不离手。"可见他的体质有多差。

陆游的身体不好，事业也不顺，爱情更是个悲剧。他和唐琬的两首词《钗头凤》，上千年来打动了无数少男少女的心，令人读后不禁潸然泪下。

陆游和唐琬本来十分恩爱，但是因为家庭原因，结婚 3 年后被迫"离婚"。又过了 7 年，二人早已是他人夫、他人妇。那年春天，在"老地方"沈园进行怀旧之旅的陆游，偶遇了唐琬夫妇。那天陆游喝多了，万千往事涌上心头，在墙壁上挥笔写下：

红酥手，黄縢酒，满城春色宫墙柳。东风恶，欢情薄。一怀愁绪，几年离索。错，错，错。

春如旧，人空瘦，泪痕红浥鲛绡透。桃花落，闲池阁。山盟虽在，锦书难托。莫，莫，莫！

第二年春天，唐琬再一次来到沈园，徘徊在曲径回廊之间，忽然瞥见陆游的题词。她反复吟诵，想起往日二人诗词唱和的情景，不由得泪流满面，心潮起伏，不知不觉中和了一阕词，题在陆游的词后：

世情薄，人情恶，雨送黄昏花易落。晓风干，泪痕残。欲笺心事，独语斜阑。难，难，难！

人成各，今非昨，病魂常似秋千索。角声寒，夜阑珊。怕人寻问，咽泪装欢。瞒，瞒，瞒！

可惜的是，才女唐琬写下这首词之后，悲恸不已，于同年秋天抑郁而终。

陆游闻知此事，悲痛欲绝，心灵遭受深深的创伤，终生难以释怀。为怀念唐琬，追忆沈园之邂逅，在之后的40多年里，陆游无数次再游沈园，还留下了10多篇诗词文章。

虽然事业、爱情都不顺利，但是陆游为什么还能那么长寿呢？"岂料今八十，白间犹黑丝。"让他自己都想不到的是，现在年过80岁了，头上竟然还有一些黑发，虽然牙口不好，但是仍然可以咀嚼。那么，陆游究竟是如何养生的呢？

在饮食上，陆游主张少食，吃饱就可以停止了，喜欢吃素食和粥，不喜欢吃油腻的肉食。在穿衣上，他主张随着天气变化及时地增减衣服。在睡眠方面，他喜欢早睡晚起，有时还午睡。

陆游提倡要多运动。他在诗中写道："一帚常在傍，有暇即扫地……不如扫地法，延年直差易。"可见，他主张有空就多动，即使是扫地这样寻常的动作也大有裨益。此外，他还喜欢习武弄剑等，他的诗中亦曾出现过"十年学剑勇成癖，腾身一上三千尺"这样的句子。

在多动的同时，陆游还主张静坐休养，吐纳调息，他还把自己的起居室命名为"龟堂"，以此提醒自己像乌龟一样静心休养，保持良好的心态。他曾写过自己"无念无营饱即嬉，老翁真个似婴儿"。

陆游还有个特点，就是有着良好的业余爱好和习惯。他在文学方面才华出众，尤以诗的成就为最，自言"六十年间万首诗"，存世的就有9 300余首。在写诗的过程中，他排遣了心头的郁闷愁苦，保持了心态的平衡。

此外，陆游认为要重视平时身体出现的小问题，"死非一旦至，小疾为前驱"，有了小问题要及时就医。这些都是陆游能够长寿的秘诀。

与陆游情况类似的，还有"药王"孙思邈。自小体弱多病的孙思邈，经过后期的努力，最后成为长寿之人。根据《旧唐书·孙思邈传》的记载推算，他活了100多岁，还有的观点说他活了140多岁。

由此可见，不管体质是好还是差，每个人都应该学会养生保健，强身健体，避免被疾病"欺负"，努力做到健康长寿。

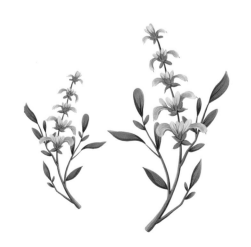

中医"治未病"思想

在"正气存内，邪不可干"理念的指导下，《黄帝内经》中还写道："是故圣人不治已病治未病，不治已乱治未乱，此之谓也。夫病已成而后药之，乱已成而后治之，譬犹渴而穿井，斗而铸锥，不亦晚乎？"

这段话很好理解：极其高明的人不是等到疾病已经发生的时候再去治疗，而是在疾病发生之前治疗，如同不等到乱事已经发生再去治理，而是在它发生之前治理。如果疾病已经发生再去治疗，乱子已经形成再去治理，那就如同临渴而掘井、战乱发生了再去制造兵器，那不是太晚了吗？

"治未病"是我国中医学伟大思想宝库中的一朵奇葩。这里的"治"，是治理、管理的意思。"治未病"即采取相应的措施，防止疾病的发生和发展。经过历代医家不断丰富和发展，"治未病"思想的精髓至少体现在以下几个方面：

第一，"上工治未病"。这既是一名优秀医生思想境界的最高追求，也是对做好一名医生的目标要求。

第二，"预防为先"。医学的初衷和目的就是让人们最好不生病或少生病。

第三，"未病先防"。在疾病未形成之前即采取各种积极措施，预防疾病的发生。

第四，"见微知著"。早期发现、早期诊断、早期治疗，及时把疾病消灭在起始和萌芽状态。

第五，"已病防变"。善于把握疾病的传变规律，"见肝之病，知肝传脾，当先实脾"，及时防止或阻止疾病的蔓延、恶化和传变。

第六，"未病先治"。在疾病尚未发作的稳定期或间歇期，即提前采取巩固性治疗或预防性措施，防止疾病的复发。

中医学的这一伟大思想，几千年来一直是指导中医医疗实践的强大武器，在今天也具有十分重要的现实意义。

学以致用

学会这几招，远离亚健康

"治未病"思想告诉我们，要"未病先防"，不要等已经病了再去治疗。我们现在讲的亚健康状态，就是需要去"治"（治理、管理）的。

"亚健康"状态，是指持续或反复感觉自身有不适症状，能维持正常工作、生活，但是经系统检查又查不出疾病的状态。

亚健康状态的主要表现为：①躯体疲劳，主要以疲劳虚弱、精力及体力下降、感觉犯困或昏昏欲睡、着手做事情时感到费力或力不从心等为表现特点。②脑力疲劳，主要以注意力集中困

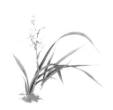

难、记忆力下降、思维欠清晰敏捷、口齿不利落等为表现特点。可伴有睡眠欠佳、情绪易低落、不愿与人交往等。

亚健康状态的产生多与不良生活方式、不健康的行为习惯有着密切的关系。那么，我们怎么做才能远离亚健康呢？

一是调养情志。"恬惔虚无，真气从之，精神内守，病安从来？" 保持良好的心态，心情愉悦、积极向上，有利于身体健康和预防亚健康的发生。

二是起居活动调理。每天起居有一定规律，按时休息、按时起床，每天要有一定量的身体活动，使人体活动能顺应四时而颐养其气。

三是膳食调理。要合理膳食，均衡营养。中医在食疗方面有着丰富的内容，可以学习和实践。

四是理疗调治。推拿、按摩、针灸、脐疗等中医特色传统技术，八段锦、五禽戏、太极拳、太极剑、气功等中医运动养生方法，都是中医调理亚健康状态的有效手段。

同学们，学会这些知识，不仅可以维护自己的健康，而且也可以帮助家人远离亚健康哟。

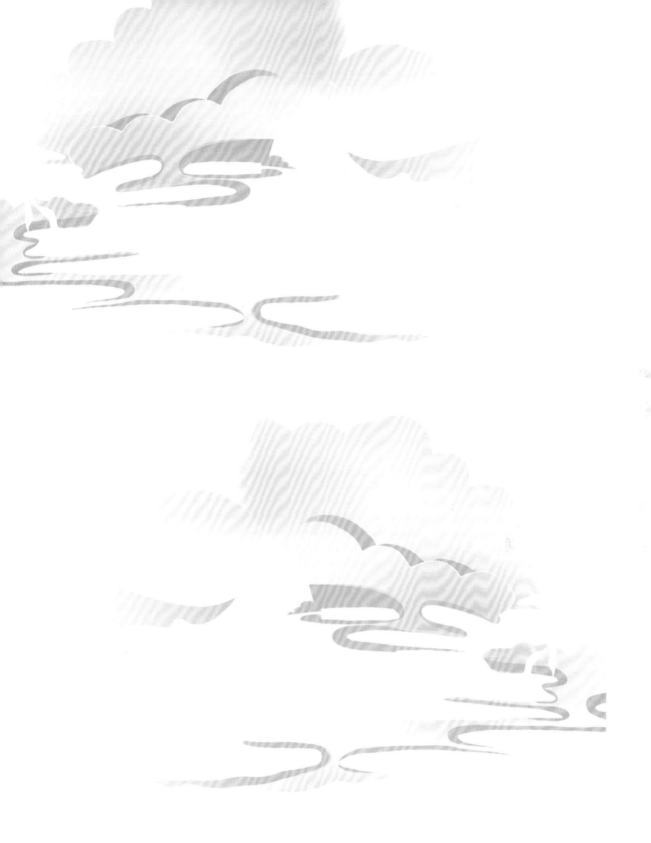

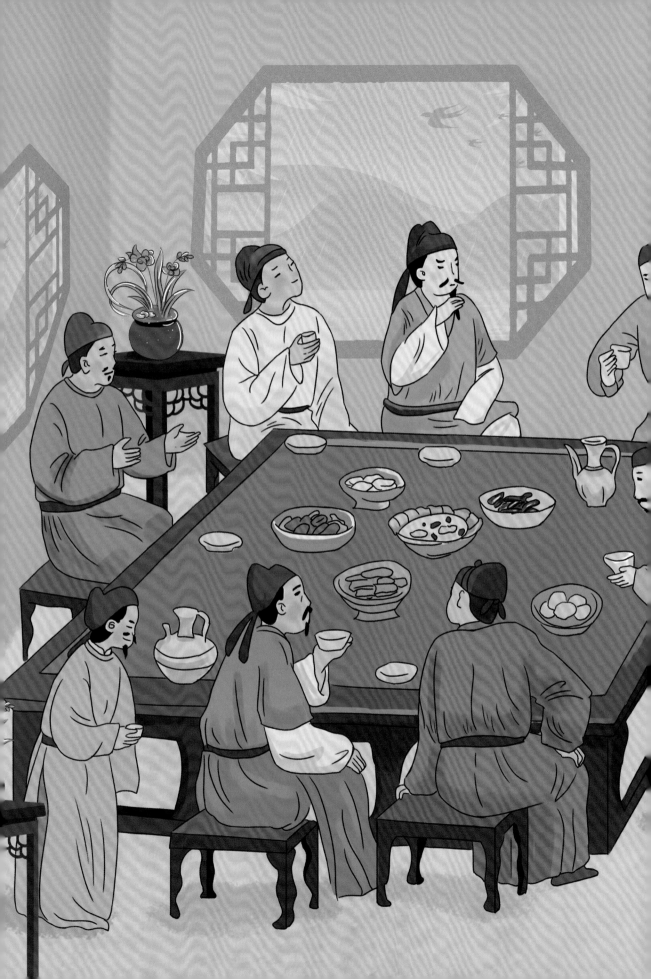

谚语：少吃一口，舒服一宿

民间有谚语说："少吃一口，舒服一宿。"民间谚语通俗易懂，很好理解，都是人们对生活经验和智慧的精练总结，也指导着老百姓的生活。

也许，熟知这些谚语知识的普通群众并不知道那么多医学知识，但是他们的生活智慧却暗合了中医经典的思想。《黄帝内经》说："胃不和则卧不安。"这句话是说晚上不要吃太饱，否则会不舒服，休息不好。

现代医学同样认为，"早饭宜吃好，午饭宜吃饱，晚饭宜吃少"。因为晚饭之后活动时间短，很快就要休息，如果吃得过饱或者暴饮暴食，不但影响休息，而且还有可能生病，甚至危及生命。

在历史上，因为晚上吃得太饱而"撑死"的人多有记载，其中也包括一些名人，如唐代伟大诗人"诗圣"杜甫。

据史料记载，才华横溢的杜甫到了长安之后，很快便赢得了很多人的认可。杜甫经常和文人聚在一起，切磋学问，饮酒作诗。有诗为证：

知章骑马似乘船，眼花落井水底眠。

汝阳三斗始朝天，道逢曲车口流涎，恨不移封向酒泉。

左相日兴费万钱，饮如长鲸吸百川，衔杯乐圣称避贤。

宗之潇洒美少年，举觞白眼望青天，皎如玉树临风前。

苏晋长斋绣佛前，醉中往往爱逃禅。

李白一斗诗百篇，长安市上酒家眠，天子呼来不上船，自称臣是酒中仙。

张旭三杯草圣传，脱帽露顶王公前，挥毫落纸如云烟。

焦遂五斗方卓然，高谈雄辩惊四筵。

杜甫的这首《饮中八仙歌》里，写了8位人物，分别是贺知章、李琎、李适之、崔宗之、苏晋、李白、张旭、焦遂。这8个人个个酒量惊人，不是才华横溢，就是大权在握。

杜甫的这个"圈子"，的确不一般。这时候的杜甫，似乎是前途一片光明。

然而，后来家庭的变故，让杜甫在长安成为"京漂"，与李白、高适的经历差不多，甚至更加悲惨，不仅求取功名没了门路，连一日三餐都成问题，经常是饥一顿饱一顿的。

杜甫刚到长安不久，他父亲便去世了，没了经济来源。承受着丧父之痛的他，为了糊口，采过药，买过救济灾民的低价粮食。

但是这些都不能从根本上解决问题，家里时常有揭不开锅的时候，为了生计，杜甫不得不到处奔走，以讨得一点救济。

杜甫在长安的这10年，过的基本上就是这种饥寒交迫的日子。等到他谋到一个小官职的时候，已经有点太晚了。

在上任后不久，杜甫回家探亲之时，得知自己的小儿子竟然是被饿死的。原来，"朱门酒肉臭，路有冻死骨"的惨状，不仅是他旁观所见，更是他亲身经历过的悲痛。

有大才的人，一般都很有性格。虽然日子过得并不如意，但是他始终怀着辅国安邦、经世济民的大志向。他曾忍不住给唐玄宗上书，自称才华绝对不输于汉代大文学家扬雄等人。

在后人看来，杜甫的才华和名声是绝对在扬雄之上的，但是在当时的人眼中，杜甫是恃才傲物的。也许，他此举正是受了好友"诗仙"李白的影响。

上书的结果可想而知，正和杨贵妃爱得死去活来的唐玄宗，不爱江山爱美人，有时候连早朝都不想去上，哪有心思考虑国家大事，更没有心思关心一个小小官吏的前途。

755 年，"安史之乱"爆发，潼关失守，杜甫先后辗转多地。之后，杜甫辞去官职，带领家人进入了四川，虽然躲避了战乱，生活相对安定，但仍然心系苍生，胸怀国事。杜甫创作了《登高》《春望》《北征》，以及不朽的史诗——"三吏"（《新安吏》《石壕吏》《潼关吏》）和"三别"（《新婚别》《垂老别》《无家别》）等名作。

《石壕吏》这首诗可谓是巅峰之作，写的是杜甫亲眼所见的石壕吏乘夜捉人的故事，揭露了封建统治者的残暴，反映了唐代"安史之乱"给广大人民带来的深重灾难，表达了诗人对劳动人民的深切同情。原文如下：

暮投石壕村，有吏夜捉人。老翁逾墙走，老妇出门看。

吏呼一何怒！妇啼一何苦！听妇前致词：三男邺城戍。

一男附书至，二男新战死。存者且偷生，死者长已矣！

室中更无人，惟有乳下孙。有孙母未去，出入无完裙。

老妪力虽衰，请从吏夜归。急应河阳役，犹得备晨炊。

夜久语声绝，如闻泣幽咽。天明登前途，独与老翁别。

从历史上看，杜甫恃才傲物的愣头青性格，自始至终都没有变过，从来不会圆滑，也不懂得变通。这样的性格，在封建社会的官场是很难混下去的。

杜甫举家入川之后的那段时光，是他后半生度过的难得的一段安定日子，这时他的生活大多依靠老朋友、剑南节度使严武接济。即便如此，杜甫也彻底把严武给得罪了，还差点被严武杀了。

在这种情况下，杜甫在四川也变得不好过了。更不幸的是，后来蜀中地区乱兵四起，为了避祸，晚年的杜甫带着家人离开了四川，一路漂泊，辗转到达了湖南。

不巧的是，到达湖南之后，遇到当地发洪水，杜甫一家人被洪水所困。在被困的 9 天里，"弹尽粮绝"的一家人，不得不饿着肚子苦苦支撑。

万幸的是，当地的县令得知了杜甫一家的情况后，派人用小船将杜甫一家搭救了出来。

县令本来就非常仰慕杜甫的大名，见到杜甫后十分激动，拿出牛肉和白酒来招待这位大诗人。

饥肠辘辘的杜甫，见到食物，忍不住就吃起来。结果，最不幸的事情发生了。

据《旧唐书》记载："永泰二年，（杜甫）啖牛肉白酒，一夕而卒于耒阳，时年五十九。"

据《新唐书》记载："（杜甫）游岳祠，大水遽至，涉旬不得食，县令具舟迎之，乃得还。令尝馈牛炙白酒，大醉，一昔（夕）卒，年五十九。"

杜甫一生忧国忧民，虽然才华横溢，但是大半生都过得颠沛流离。他以自身的苦难，见证了大唐帝国由极盛转为衰落的那段历史，他的悲剧也成了那个时代的缩影。

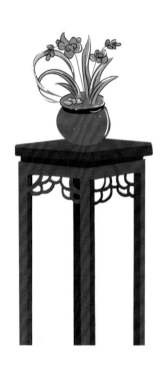

文中见医

"食饮有节"方为养生之道

我国自古就有"民以食为天"之说，说明我国人民对粮食安全问题、饮食问题历来都高度重视。然而，总有些人在享受饮食方面毫无节制，最终落得伤身殒命。

其实，《黄帝内经》第一篇就对饮食问题提出了建议——"食饮有节"，并说这是养生保健、颐养天年的必要条件之一。那么，"食饮有节"到底是什么意思呢？

首先是要讲"节气"。在饮食上，要顺应天地、顺应自然、顺应"节气"的变化来进食，在不同的季节、不同的节气，选择与之相应的食物，宜选择当地产的应季食物。比如，在冬季，中原地区就应该多吃本地产的萝卜、白菜等，少吃或不吃外地出产的反季节的食物，如西瓜、番茄等。

其次是要有"节奏"。一日三餐要有规律，吃饭的时间点要固定，做到每天按时吃饭。饭要一口一口地吃，水要一口一口地喝，尽量做到定时、定量，切忌饥一顿饱一顿。

再次是要有"节制"。不管吃什么都要有度，至于如何把握度就要因人而异了。要根据自身的特点，做到荤素搭配，营养均衡，不偏食。另外，平时每顿饭吃到七八分饱就够了，给肠胃留一些空间用来蠕动和消化，杜绝暴饮暴食。

吃晚饭要遵循的"三不"原则

日常生活中，有少数人晚饭吃得多。其实晚餐吃多了不仅影响睡眠，而且晚餐后不活动易造成肥胖，还会增加心脑血管疾病发生的概率等。因此，吃晚饭要遵循"三不"原则。

1. **食不过晚**：意思是不要时间太晚了去进餐。很多上班族往往到了晚上八九点才吃饭，有些青少年学生喜欢晚上做完作业吃点东西再睡觉，这就很容易发生夜餐综合征，造成肥胖。晚餐的最佳时间是在 18 ～ 19 点，如果不得已到了 21 点以后吃晚饭，就一定要少吃。

2. **食不过精**：特别是在晚餐时，不要吃太多精细食物，细粮的消化吸收特别好，容易造成肥胖。晚饭同样需要遵循平衡原则，即有荤有素、有干有稀、有粗有细，菜、肉、油、果都要有，种类可以多一些，但是量都不要多。

3. **食不过腻**：晚饭宜清淡一些，不要摄入太多的脂肪，因为脂肪会延缓胃的排空，造成腹胀，甚至会引起泛酸，影响睡眠。

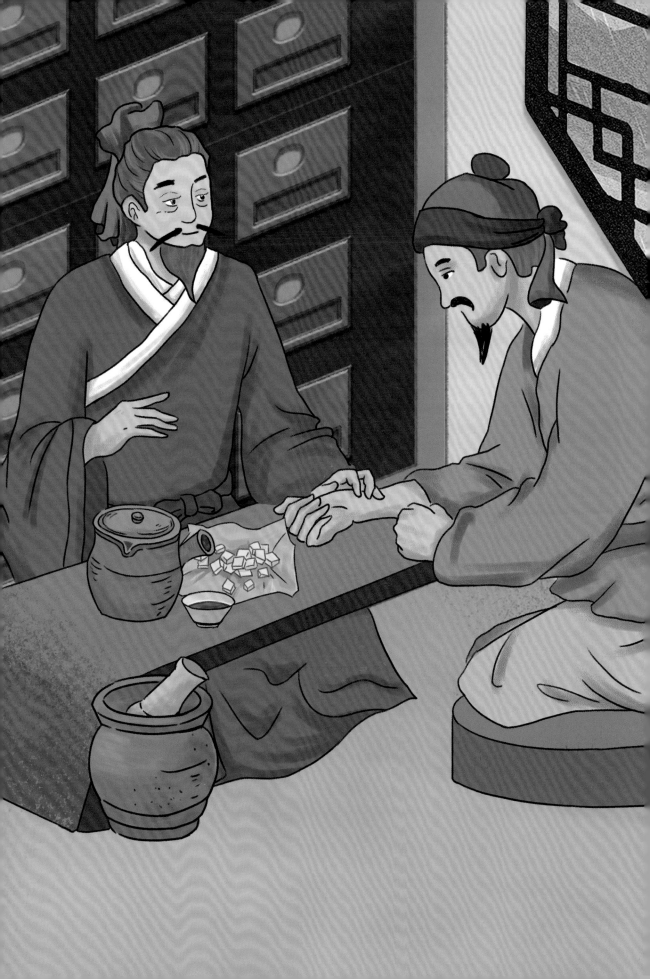

谚语：不怕狂风一片，只怕贼风一线

在宋朝，有个学术机构名叫馆阁，是进行管理图书和编修国史等事务的地方，包括史馆、昭文馆、集贤院（三馆）和秘阁、龙图阁及天章阁等。后人敬仰的"包青天"包拯、大文豪苏轼，都曾经是龙图阁学士。

在重文抑武的宋朝，这样的地方相当于现在的军事重地，具有很高的地位。也许是为了防火、防盗，馆阁每天晚上都要派人值夜班。

那时候的条件不像现在这样有空调和暖气，馆阁里夏天很热，冬天很冷，有很多人不胜熬夜之辛苦，便想方设法找借口请假。平时，大家常常拿"害肚"（拉肚子）作为理由开溜。

到了南宋时期，有一位叫陈鹄的太学生在馆阁中供职，轮到他值班的时候也想请假，但是又觉得说拉肚子有点不雅，于是在请假理由一栏里就写上了"感风"二字。

陈鹄用"感风"一词，灵感来自医学领域。中医学认为疾病的原因分为三大类，即内因、外因和不内外因。外因也称"六淫"，即风、寒、暑、湿、燥、火六种病因。陈鹄创造出"感风"一词，意思是说自己感受风邪，身体不适，所以不能值夜班了，需要请假。

陈鹄的同事们一看，哟呵，这小伙子挺聪明啊！"感风"这个托词听起来确实要比拉肚子文雅一点。于是，大家纷纷效仿他的做法，使得"感风"一词流传开来。

后来，南宋医学理论家陈无择觉得，"感风"这两个字既点出了病因又朗朗上口，便在著作《三因极一病证方论》中沿用了这一名称。到了清朝，"感风"一词才逐渐演变为"感冒"。

受风感冒了就可以请假不上班了吗？答案是，在古代是可以的。在中医学的分类上，风寒感冒和风热感冒是最常见的两大类感冒，如果治疗不及时或者治疗不当，是会出现发热症状的。如果发高热了，在现代也是需要请假治疗和休息的。

古人治疗发热，一般有三个办法：一是让患者腹泻，把火排出去；二是给患者发汗，驱邪外出；三是用寒性的药物遏制发热。现在第一种方法基本上被弃之不用了，第二种方法是最常用的方法，第三种方法也在运用，但是常被一些不明医理的人滥用。

因此，在古代，感冒是可能致命的。历史上有很多人都死于感冒，比如，三国时期联合各路诸侯讨伐董卓的袁绍，明朝的第一位太子朱标、明孝宗朱祐樘、明武宗朱厚照、明熹宗朱由校，清朝的康熙皇帝、乾隆皇帝的儿子二皇子永琏等，皆死于感冒。

朱标是明太祖朱元璋的长子，是朱元璋最爱的结发妻子马皇后所生，也是明朝第一位太子，被朱元璋寄予厚望。

据正史记载，1391年，朱元璋因为想要迁都西安，便派太子朱标前往西安考察。朱标考察西安回来之后，就得了感冒病倒了，有所好转之后依然带病工作，每天和朱元璋讨论迁都的事情。1392年，年仅38岁的朱标病情愈来愈重，再也撑不住了，于当年病死。

因为朱标的身份比较特殊，加上后来他的弟弟明成祖朱棣继承皇位，所以历史上关于朱标的死因一直有争论。不过，后世的学者还是认为他是因为感染了风寒去世的。

朱标是朱元璋最看重的儿子，当时朱元璋还是吴王的时候就立他为世子，当上皇帝之后就直接让他当太子了，并请了当时的大儒宋濂等名师来教育他，为他倾注了全部的心血。

朱标死后，统帅过千军万马、经历过无数大风大浪的朱元璋，不顾自己65岁的高龄，抱着儿子的尸体号啕大哭，头发凌乱、涕泪横流，差点晕过去。

由此看来，在朱元璋面前，朱棣等其他皇子还不敢轻举妄动去杀害父亲最爱的儿子朱标。

再者，《明史》是清代人书写的，如果朱标不是病死的，而是"阴谋致死"，作者没有必要也完全不会替朱家父子"美言"。

再说说清朝的康熙大帝，8岁登基，14岁智擒鳌拜后开始亲政，在位期间削平三藩、收复台湾、驱逐沙俄、亲征漠北，一生可谓丰功伟绩，可谓是千古一帝。

但是，根据正史记载，康熙六十一年（1722年）十月，康熙来到北京郊区的皇家猎场——南苑打猎，不料玩了几天之后就感冒了。

康熙随后返回宫中，过了两天后，病情仍然很严重，于是发了一道谕旨，内容如下：

"朕偶感风寒，本日即透汗。自初十至十五日静养斋戒，一应奏章，不必启奏。"

你看，康熙皇帝因为感冒，身体已经不允许硬撑了，也只好"请假"停止办公，去安心治病了。不料，更为严重的是，得了感冒7天之后，康熙竟然突然驾崩了。

关于康熙之死，后人有传是雍正所害。但是后世的学者认为，那些传言并不可信。

首先，雍正人品不坏，康熙曾评价他"人品贵重，深肖朕躬"。康熙是千古一帝，又是雍正的亲爹，评价雍正的眼光应该不会差。弑父的事，雍正应该做不出来。

其次，康熙确实已经病得很重，自从两次废黜太子之后，心力交瘁，大病一场，最严重的时候，连接见大臣也做不到了。年近"古稀"的他，因这次感冒元气大伤，病逝是完全有可能的。

可见在古时候，感冒可不是一个小病。养尊处优的皇帝和贵族尚且可能扛不过去，那些终日披星戴月在田间辛苦劳作的普通百姓，又如何敢不重视感冒呢？

中医认为，"风为百病之长""故风者，百病之始也"。意思是说，千般外邪侵犯人体，常常以风邪为先导和载体。因此，感冒多和风邪有关，普通老百姓也常将感冒说成"伤风感冒"。

《黄帝内经》有"虚邪贼风"之说，说的是风邪最喜欢乘虚伤人，往往在人不注意的时候让人中招。因此，民间还有这样的谚语："不怕狂风一片，只怕贼风一线。"

意思是提醒人们，刮大风的时候不是最可怕的，因为大家都知道想办法躲避，而那种看似"人畜无害"的、哪怕是从缝隙里吹来的小风（贼风），反而很可怕，可能会给你"温柔一刀"。

文中见医

为何"风为百病之长"

《黄帝内经》中说："故风者，百病之长也，至其变化，乃为他病也，无常方，然致有风气也。"那么，在风、寒、暑、湿、燥、火这6种致病因素当中，为什么说风邪是引起多种疾病的首要因素呢？这与风邪的性质和致病特点有关。

第一，风邪无处不在、无时不有。一般情况下，其他5种病邪均与季节有关，唯独风邪一年四季都存在。风流动性大，变化多端，无孔不入，穿透性强。当气候反常，超过人体的生理适应和调节能力时，或人体抵抗力低下时，日常的更衣脱帽、洗头、沐浴或汗出当风等行为，都可感受风邪而致外感风病。

第二，风邪为阳邪，轻扬开泄，易袭阳位。风邪具有轻扬、升散、向上、向外的特性，容易侵袭上部的头面、腰背部的阳经、肌肤毛发部位，导致头痛、腰背部的疼痛、皮肤的汗出和怕风等症状。

第三，风邪善行而数变。风本是气之剧烈运动，因此，其致病症状常有病位游移、行走无定处的特性，变化多端，变幻迅速无常。

第四，风邪易与其他邪气结合而致病。风邪可以与寒、暑、湿、燥、热、火诸邪结合而侵入人体。例如，风与寒结合，就成了"风寒"；风与湿结合，就成了"风湿"；风与火结合，就成了"风火"。

因此，《黄帝内经》中还说："故圣人避风，如避矢石焉。"意思是那些深知养生之道的人，预防贼风邪气，就如同躲避弓箭和垒石的攻击一样。

学以致用

预防受风小妙招

妙招一：避开"穿堂风"

室内或楼道里的"穿堂风"、房檐下的"溜墙风"都属于"贼风"，都要避开，不能长时间待在这样的风中。

妙招二：睡觉时关好窗

白天需要保持室内通风，但是晚上睡觉的时候一定要关好门窗，防止风邪进入，更不要睡在有风的地方。

妙招三：汗出后要避风

从小到大的经历告诉我们，出大汗之后脱衣服容易感冒。因此，出汗之后，应该避免对着电扇猛吹，更不能对着空调猛吹，在外出旅游或者锻炼身体出了大汗的时候，也要避免脱了衣服站在风口长时间地吹。

妙招四：开车时别开窗

有的人开车时喜欢开车窗，甚至在高速路上行驶的时候也开车窗，殊不知很多人因为这一行为进了医院。

妙招五：大风天气慎出行

大风天气的时候，要尽量减少出行，必须出行的时候要记得适当多带些衣服，积极做好防风、避风的工作，不给风邪侵袭的机会。

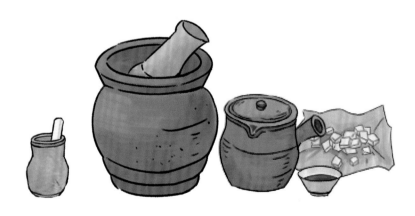

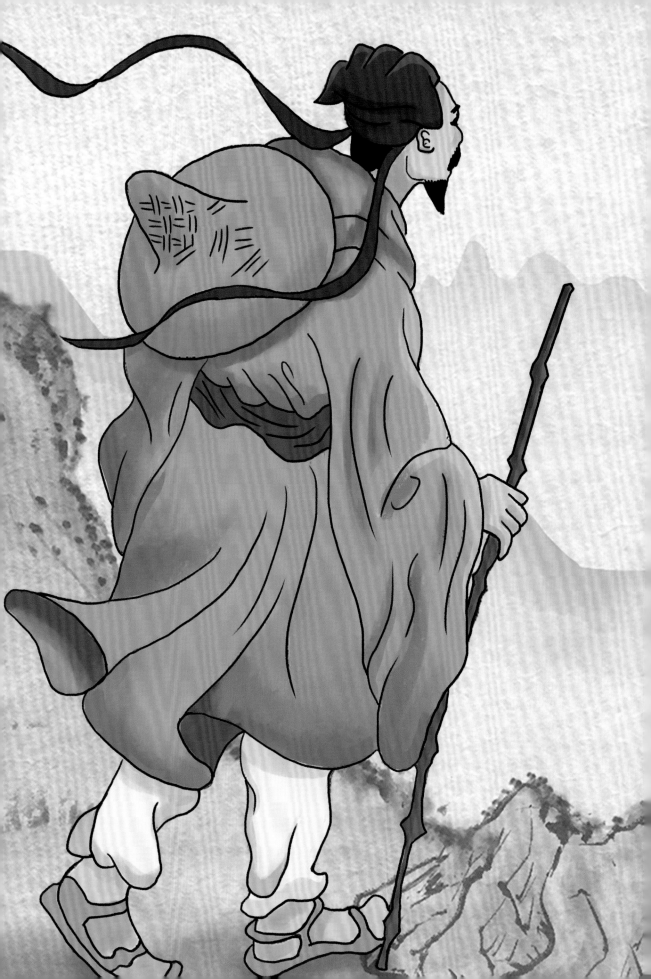

谚语：能走千里远，不行百步喘

民间有这样一句谚语："能走千里远，不行百步喘。"意思就是，在日常生活中，宁可选择正常地走很远很远，也不要选择走得太快以至于累得发喘，因为那样会有损健康。

与之类似的谚语还有"能走千里远，就怕一日赶""能走千里远，就怕一套撵"。这些谚语的意思都是提醒人们不要过度劳累。

《黄帝内经》提醒人们，智慧的人都懂得"不妄作劳"，也就是不过度劳累，即便有些时候需要劳累，也要做到"形劳而不倦"，即形体虽然劳累，但是不会过度疲倦，这样才能健康长寿，"度百岁而动作不衰"。

如果过度劳累会怎么样呢？轻则影响工作效率，重则损害健康，甚至生病或累死。古今中外，因为过度劳累而死的例子不胜枚举。

我国东汉王朝的开国皇帝刘秀，是中国古代军事家、政治家，经过13年的艰苦努力，消灭了豪强割据，恢复了中国政权的统一，随后励精图治开创了"光武中兴"的局面，带领百姓重新过上了安居乐业的生活。

刘秀是东汉最勤奋的皇帝，自登基后，每天都勤于政事，早晨上朝，到太阳落山才回宫，到了子夜才睡觉，整日为国操劳。《后汉书·本纪·光武帝纪下》记载："每旦视朝，日仄乃罢，数引公卿、郎、将讲论经理，夜分乃寐。"

刘秀长期过度操劳的后果是什么呢？《后汉书》上说，建武中元二年（57年），刘秀在南宫前殿驾崩，享年62岁。

说起过度劳累致死，还有一个耳熟能详的例子，那就是三国时期"鞠躬尽瘁，死而后已"的蜀汉丞相诸葛亮。

诸葛亮年轻时，那绝对是个标准的健康人。他在遇到刘备之前，每日生活得悠闲自在，几乎没什么烦心事。

但是，自从被刘备请出山后，诸葛亮为报答刘备"三顾茅庐"的知遇之恩，一心扑在了工作上，过上了日理万机的生活，没日没夜地抓军事、搞生产，军政、经济、外交啥活儿都干。

好不容易协助刘备建立了蜀汉政权，生活、工作总算安稳点了，但是刘备一死，诸葛亮又要照顾刘禅这个"扶不起的阿斗"。为了完成刘备的遗愿，他又进行5次北伐，过上了经常和魏国打仗的日子。

《三国演义》中将诸葛亮最后一次北伐的故事写得很精彩：魏、蜀两军对峙了100多天，其间，诸葛亮多次派人挑战，司马懿军始终坚守在营中不出来。

后来，诸葛亮为了激怒司马懿让其出战，故意让人带一套女人的衣服、头巾送给司马懿，嘲笑他就像女人一样，窝在家里不敢出来。

魏军将领见此情形都火冒三丈，纷纷要求出战，但是聪明的司马懿这次却没有中诸葛亮的计，继续坚守营中不出战。

司马懿假意和蜀汉使者聊天，不打听军事情况，只是询问诸葛亮的睡眠、饮食和办公情况。警惕性不强的使者答道："诸葛丞相起得早，睡得晚，凡是20杖以上的责罚，都要亲自过问，所吃的饭食也很少。"

司马懿听了之后，终于长出了一口气，对身边的人说："诸葛亮吃得那么少，而工作量却那么大，他怎么可能撑得太久呢？"

最后，果然如司马懿所料，诸葛亮病逝于五丈原的军营中，结束了"鞠躬尽瘁"的一生。

在漫长的历史长河中，上至皇帝和王公大臣，下至普通百姓，过度劳累致死的例子不胜枚举。

人们为什么会过度劳累呢？原因有很多。有的是被迫过度劳累，像修筑长城之类的大工程，导致很多民夫、劳役劳累致死，这种情况属于被迫过度劳累。还有的是主动过度劳累，例如，有些急性子的人，总想着一天要把所有的事情都做完，废寝忘食，长期下去，其结果可想而知。

当然，每个勤奋学习、工作的人都是值得敬佩的，但凡事都要有个度，所谓的"勤奋"要以不损害健康为前提，想"一口吃成个胖子"，一天把一年的工作都做完，是不现实的。如果身体长期过度劳累，或者长期熬夜、用脑过度、饮食不规律，可能导致各脏腑功能下降，再加上某些诱因，可能会引发各种疾病，甚至发生猝死等严重情况。

总之，"百步喘""一日赶""一套撵"的做法都是不恰当的。

在学习和生活当中，应当做到劳逸结合，合理安排作息时间，这样才能有利于保障自己的身心健康，并且有利于提高学习效率。

文中见医

什么是"不妄作劳"

为什么有的人能健康长寿呢？《黄帝内经》中这样解释："上古之人，其知道者，法于阴阳，和于术数，食饮有节，起居有常，不妄作劳，故能形与神俱，而尽终其天年，度百岁乃去。"

这里面提到，健康长寿的一个重要且必要的条件就是"不妄作劳"。那么到底什么是"不妄作劳"呢？总体来讲，就是不要违背常规去做超出自己能力之外的事情而致劳累过度。例如，不要操心过度，要注意调畅情志，保持心情愉悦，不要为了一些事情而过度担心，甚至忧虑。也不可过度劳累，工作和生活都要做到劳逸结合，体育锻炼也要循序渐进，量力而行。

学生如何缓解疲劳

在日常学习、生活中，偶尔感到疲劳是常见现象。下面这些方法，可以帮你缓解疲劳。

1. 保持充足睡眠。作息要有规律，休息足够的时间，不要休息得太晚。如果是因为休息时间不足而疲劳，那么好好睡一觉、休息一下就缓过来了。

2. 坚持适度锻炼。学生在校的常态是多静而少动，学习的时间长，课间活动的时间短。下课后要尽量出去活动活动，转移一下注意力。对于青少年学生来说，课间活动一会儿就可能会变得神采奕奕。

3. 注意膳食营养。平时要注意加强身体的营养补充，膳食要合理，营养要均衡，不要偏食、挑食，五谷杂粮及肉、菜、蛋、奶都要合理补充。充足的营养对缓解疲劳有一定的帮助。

4. 培养良好兴趣。在学校的时候，课间可以哼哼小曲、做做游戏，多和同学们进行良性互动交流；在家的时候，可以听听音乐、做做手工、喝喝茶或者到户外活动一会儿。

5. 调整学习计划。如果以上方法都不足以缓解疲劳，也许是学习计划安排得不合理，可以适当进行调整，或者减少学习任务。

6. 寻求医生帮助。如果疲劳长期无法得到很好的缓解，就需要去找医生咨询了。看中医的话，可以向医生请教一些缓解疲劳的中医特色方法，如穴位按压、推拿按摩、艾灸、中药足浴，以及八段锦、五禽戏等中医养生保健功法。

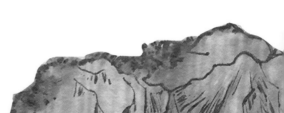

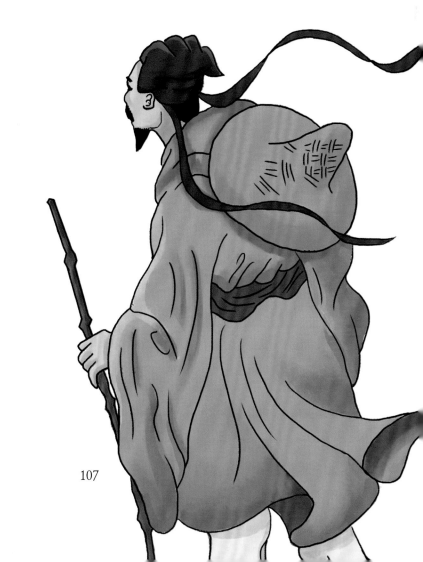

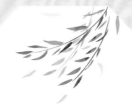

辑三
文物里的中医

中华文明史，绵延数千年，辉煌灿烂。

千万件文物，穿越数千年，重现人间。

文物是历史文化遗产，是历史进步的标志；

文物是人类智慧结晶，是不会说话的信史。

从文物中，可以了解当时社会的政治、经济、

军事与文化；

从文物中，可以了解当时人们的精神、思想、

情感与健康。

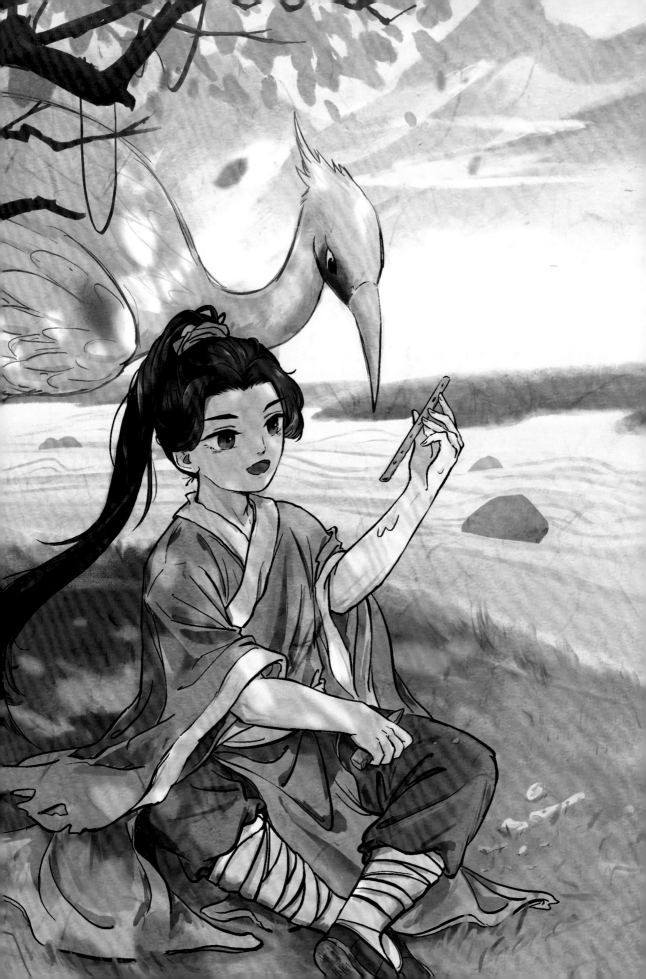

有一种笛音叫作约定

——五音里的健康守护

7 800 多年前的一天，盛夏的阳光洒在黄河流域的一片苍茫森林之中，被层层枝叶筛成散碎的光斑，一直延伸到丛林外的河滩上。

一个衣着粗陋的少年席地而坐，用一截兽骨琢磨着什么东西，身旁散落着细小的白色碎屑。良久，他捧着手中成形的器物，小心翼翼地放在河水中漂洗干净，又放在唇边轻轻吹了两下，于是器物便发出一阵短促而含混的"呜呜"声。

身后蔚蓝色的天空中，一团灰白的影子缓缓落下，悄悄向着男孩移动过来。

"阿衡，都和你说过多少次了，不要想从身后吓到我。"少年嘻嘻笑着，头也不回地说道。

被识破行踪的白鹤扬起脖颈，拍了拍翅膀，在少年的身后掀起一阵清风。

"阿衡你看，我新做成的哨子！"

少年转身，冲着白鹤扬起手中的东西。白鹤看着少年的手一晃，以为又是像往常一样喂食自己，不由自主地张开了嘴巴，却很快发现并没有东西落下，只好怅然地垂下脖颈，一边让身子在树影中乘凉，一边听着少年眉飞色舞地描述。

"这可是兀鹰的翅骨呢，阿爹要把它雕成能吹出五种音调的

111

骨笛，大巫祝会亲自吹响它，招来阴气，降下雨水。很了不起吧？"

白鹤歪着头，盯着少年手中那粗糙的小东西。因为没有骨器匠人专用的石锥、石刀，少年打磨出来的吹口凹凸不平。

"我用边角料做了一个小哨子，你听，像不像你的叫声？"

呜——呜——

白鹤的眼睛眨了一眨，然后轻轻一跳，在水边舞蹈起来。

呜——呜——呜——

少年尝试用哨子吹出长短不同的调子来配合白鹤的舞步，但沉郁的音色却让他有些沮丧。

少年停下了吹奏："阿衡，我不喜欢这样沉闷的调调。你知道吗，我总有一天要成为像阿爹一样伟大的骨器匠，做出最棒的骨笛。我要让它吹出的声音就像你的鸣叫一样动听。到时候，我再吹给你听好不好？"

白鹤依偎在少年的身边，低声鸣叫着，用长长的喙（huì）轻啄他的头发，像是安慰，也像是回答。

少年眯着眼笑了："好痒啊，我就当你答应了哦。到那个时候，你一定也长大了吧！可千万不要忘记我呀！"

正午的阳光很干净，河边吹过微醺的风，少年坐在树下，继续打磨手中的哨子。

不知过了多久，少年睡着了，白鹤也飞到河水中寻找自己的猎物，时光美好而温暖。

这时，靠近岸边的水波微微动了动，河水中一截不起眼的

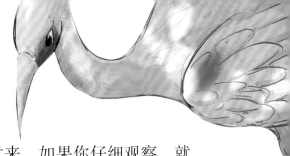

"浮木"正在慢慢朝少年的方向漂浮过来。如果你仔细观察，就不难发现，这"浮木"的两侧竟然隐藏着两只奇怪的青豆般的眼睛——一只伪装良好的鳄鱼！

大鳄离少年越来越近，它似乎嗅到了肉食的香味，微微张开了嘴巴，露出一口参差而可怖的牙齿。

此时的白鹤已经发现了危险，它长鸣一声向少年示警，同时飞身过去挡在了鳄鱼的面前。

……

少年是在急促的鹤鸣和翅膀拍打声中惊醒的，此时鳄鱼刚刚败逃进了河水中，而白鹤也已经受了重伤，再也无力站起身来。

"阿衡，阿衡！"

少年扑过去抱住白鹤，它的腿受了伤，一只翅膀也被撕扯下来，血染红了洁白的羽毛，也染红了河滩的石子。少年一边哭，一边慌乱地掏出怀中能止血的青草，努力捂在白鹤的伤口上。

白鹤伤得实在是太严重了，它的嘴一张一翕，却已不能鸣叫出声，只是不停地用那只还完好的翅膀抚摸着少年的脸，就像要擦干他止不住的泪水。

白鹤的动作渐渐归于沉寂，少年抱起它，要把它埋葬在他们经常一起玩耍的大树下。

可奇怪的是，覆土的时候，白鹤完好的那只翅膀总是露出泥土，怎么盖也盖不住，就好像要留给少年些什么。

悲伤中,少年恍然想起自己曾与阿衡约定要成为一个伟大的骨器匠,做出最动听的骨笛来为它的舞蹈伴奏。于是,他流着眼泪收下了阿衡最后的礼物——一根白鹤的翅骨。

数年后,少年已经长大,他怀念着他的朋友。在那棵见证了他们约定的大树下,他用白鹤的翅骨雕刻出了一支古朴而短小的骨笛。它的孔排列上下不一,吹口也没有那么讲究,但它的声音却悠扬深远,如同清风拂过漫无边际的森林,又如同蓝天下群鸟展翅翱翔。

笛音响起,绵密的雨丝洒落水面,荡起圈圈涟漪,仿佛阿衡在那里翩翩起舞。

文物风采

河南舞阳贾湖遗址 M282 号墓出土的以鹤的翅骨加工而成的笛子,在历经数千年的尘封后,依然能够吹奏出动人的旋律。这是人类音乐史上一个弥足珍贵的重大发现。

这件保存完好的骨笛,长 23.6 厘米,共有 7 个音孔,在第六与第七孔之间还有辅助发声的小音孔。这件精心磨制、精湛加工的吹奏乐器,至今仍能够演奏中国传统的五音和现代乐理的七音,而且富有韵律和变化。它是目前所知中国最古老的吹奏管乐器之一,也是中原大地上最为珍贵的远古乐器之一。

"乐"与"药"的奥秘

音乐是怎么产生的？

《吕氏春秋·古乐篇》中记载：从前，朱襄氏统治天下的时候，经常刮风，阳气过多，万物散落，果实无法成熟。所以朱襄氏让手下的大臣士达创制了五弦瑟，用来招阴气以安定众生。

古人认为用音乐可以调节阴阳，到后来五行学说应用于中医，更是把五音宫、商、角（jué）、徵（zhǐ）、羽与人体的五脏六腑相对应，形成了"以乐养生"的方法。

"乐"和"药"的繁体字分别为"樂"与"藥"。繁体的"乐"字加上草字头，便形成了繁体的"药"字，这也体现了"乐"和"药"的内在关联。

中药有"四气"，即寒、热、温、凉四种不同药性，是依据药物作用于人体后所带来的反应归纳而来的。古琴音乐也可以根据曲调、节奏、段落编排，以及泛音、按音、散音等指法的强弱对比等表现出古琴曲的"寒、热、温、凉"。

古琴音乐有"清浊、哀乐、疾徐、刚柔、高下"等对比变化，就好似药性的寒凉与温热。古琴音乐中"清、乐、疾、刚、高"类似药物的温热性质；"浊、哀、徐、柔、下"类似药物的寒凉性质。

中药治病，寒性、凉性的药物具有清热泻火的作用，能治热性病；温性、热性的药物具有温里散寒的作用，能治寒性病。以此类推，属于温热性质的古琴曲能协助治疗寒凉性质的疾病；属于寒凉性质的古琴曲亦能协助治疗温热性质的疾病。

就药性而言，寒凉属阴，温热属阳；就人体而言，血属阴，气属阳。这便是以音乐调整人体阴阳气血平衡的道理。

学以致用

听音乐有助于学习吗

有些同学喜欢在课余时间戴上耳机，听一段自己喜欢的音乐。学校广播里，在清晨或傍晚也会播放一些或激昂或舒缓的音乐。

在合适的时间倾听合适的音乐不仅能陶冶情操、消减压力，也能使人心情愉悦，还有助于提高学习效率、有益健康呢！

以我们的传统音乐古琴曲为例。古琴曲深沉、浑厚、古朴、淡雅，寄寓了古代文人的凌风傲骨，是古代君子不可或缺的修身养性课程。

《素问病机气宜保命集》云："神太用则劳，其藏在心，静以养之。"繁忙的学习本身便会"劳神"，而琴曲正可修心养神。蔡邕（yōng）的《琴操》记载："昔伏羲氏作琴，所以御邪僻，防心淫，以修身理性，反其天真也。"

一般来说，节奏密、音节短、指法快、力度大、音韵紧张、

116

活跃的古琴曲，类似于属性"温热"的中药。代表曲目有《广陵散》《流水》《关山月》等。

节奏疏、音节长、指法慢，力度柔和，音韵沉重、松弛的古琴曲，类似于属性"寒凉"的中药。代表曲目有《忆故人》《洞庭秋思》《长门怨》等。

《平沙落雁》《鸥鹭忘机》《醉渔唱晚》等琴曲，就像中药里面的"平性"药物，属性平和，经常聆听有平定情绪、放松身心、改善睡眠等作用。

同学们可以在清晨聆听"温热"类古琴曲，以顺应朝阳升起带来的气机升发；在黄昏聆听"寒凉"类古琴曲，以顺应夜幕降临带来的气机内敛；临睡前聆听"平和"类古琴曲，以促进睡眠。

人是大自然的一部分，天人相应，学习和健康都会事半功倍！

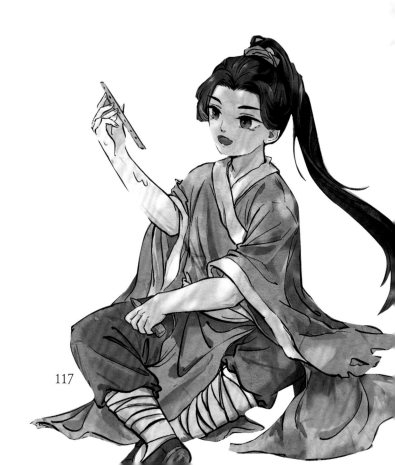

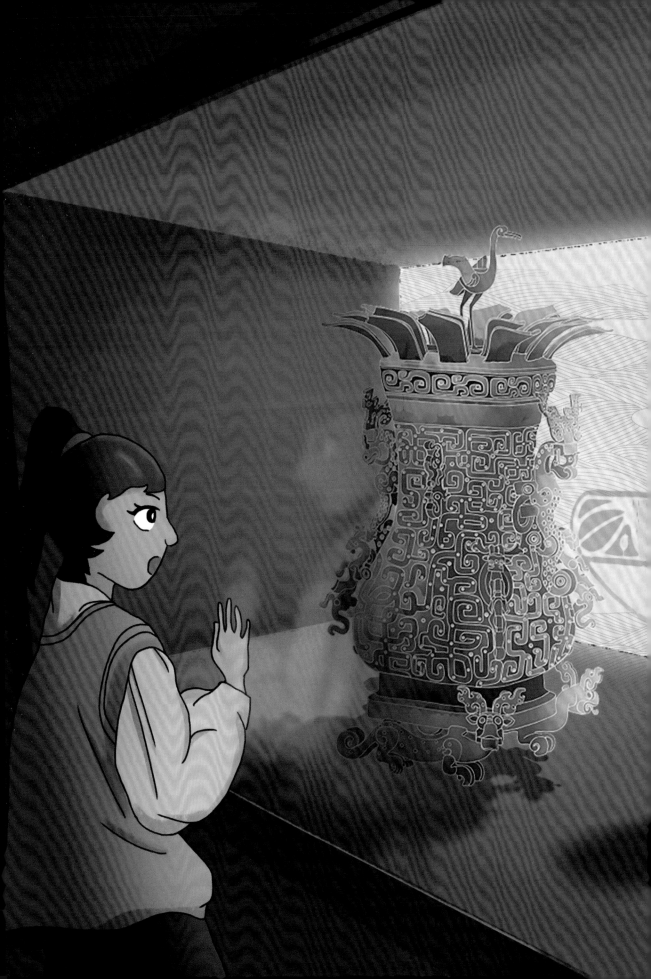

博物馆展厅奇怪对话

——酒器皿方罍

苏叶是一名中学生，也是一个好奇心旺盛的文物爱好者。对于他来讲，今天是一个值得庆祝的日子，因为从明天开始，他便能以博物馆志愿者的身份度过一个有意义的暑假了。

苏叶个性阳光活泼，很快和展厅的工作人员及其他志愿者熟识起来，每天都过得忙碌而充实。

然而，几天后，苏叶却发现了一件奇怪的事。

每晚下班，当展厅中的灯光完全熄灭后，苏叶总会隐隐听到一些声音，就好像有人在窃窃私语一般。起初他以为是空调的声音或者是自己的听觉对白天嘈杂人声的残留。但这两天,这种"私语声"却明显大了起来。苏叶问一同工作的志愿者，对方却表示什么也没有听到。这让他觉得更加诡异。

这天下班后，大家结伴往外走，苏叶借口自己落了东西，一个人返回了展厅。他并没有开灯，而是悄悄藏进了一个隐蔽的角落。

夜幕降临，灯光渐次熄灭，整栋楼变得寂静无比。黑暗中的苏叶甚至能清晰地听到自己的呼吸和心跳声。他坐在那个小小的角落里，想到自己周围环绕的都是年代久远的古器，想到今夜可能会揭开那诡异声音的谜底，不禁既兴奋又紧张。

黑暗有一种神奇的魔力，能将时间无限拉长，将困意一点点渗透。就在苏叶快要睡着的时候，寂静中突然响起了一个女孩轻快的声音——

"他们都走了，快快，方罍（léi）哥、方罍嫂，开始你们的故事吧！"

苏叶瞬间被惊醒：是谁在说话？

"莲鹤妹妹别急，陶鹰大叔还没醒呢！"一个妇人的声音温柔劝慰道。

"谁说我没醒？早就等着哪！"

"对对，我们也等着呢！"

周围一下热闹起来，苏叶却惊得大气也不敢出，他感觉那些声音就在自己的头顶。印象中这里应该是酒器的展柜吧。

莲鹤、方罍、陶鹰……

难道是酒器们在聊天吗？

"该从哪儿说起呢？"妇人温柔的声音染上了一丝回忆的悠远，"我们出生在商代末期，那时候贵族们都喜好饮酒，于是就命天下巧匠铸造了我们。"

"后来武王灭商，颁布《酒诰》禁酒，我们几经流转，到过王侯家，到过贫民巷，最后掩埋于武陵桃花源的黄土之下，为世人所遗忘。不过还好，那时我与'大肚皮'始终相伴，生活虽然单调，却不孤单。就这样过了好久，久到我们以为将要化作泥土的时候，变数出现了。"

"用人类的说法，那是 1919 年的一天，大雨滂沱，当终于雨过天晴后，我突然发现，盖住我眼睛的泥土已经不见，取而代之的是一片波光中的蓝天。"一个沉稳的男人声音接过了妇人的话，"我很高兴，刚想喊小方来看，这时，一个农人发现了我。他大概把我们当成了寻常的罐子，嘟嘟嚷嚷说要拿回家装米。"

"装米就装米，看人间百态，总比埋在地下有趣些。可谁料那人捡了个'大铜罐子'的事儿不胫而走，结果引起了一个商人的注意。"方罍哥顿了顿，"小方，接下来你说吧。"

"那商人姓石，慕名前来看我和'大肚皮'，还当场就出 400 银元，要买下我们。这价钱在当时很高，立刻引起了农人儿子的注意，于是他便带着我找到了自己的校长钟先生。钟先生一见我，十分震惊，当时就出价 800 银元，要那孩子回家把'大肚皮'也带来。"说到这儿，方罍嫂长叹一声，"谁知这匆匆一别，竟是百年！"

农人的儿子回到家中，把校长的话转述给了父亲。石商人一听，知道事情要变，撂下 400 银元，说了句"盖子我先不要了"，抱起罐身，转身就跑了。从那天起，大铜罐身首异处，盖子和器身分了家。

后来，只得到一个盖子的钟校长和只得到一个器身的石商人都想尽办法要拿到对方的那部分，两人各找门路，互不相让。而皿方罍的盖子"小方"和器身"大肚皮"也由此踏上了不同的颠沛流离之路。

"那钟校长后来把我给了当地驻军团长周磐，换了一笔钱修缮校舍。此后我便被周团长封存在密室之中。听说当时还有个大人物想要我，但周团长一拖再拖，最终也没把我献出去。"

"后来就开始打仗了，时光荏苒，岁月如梭，转眼 20 多年过去，新的国家成立了。在一个阳光晴好的春日里，周团长终于把我接出了密室，送到了另一个人手中。"方罍嫂深吸了一口气，"那个人和我说，他会给我一个家。可是，没有了'大肚皮'，哪里还会是我的家呢？"

"再后来我到了一个叫'文物管理委员会'的地方，那里有许多和我一样重见天日的'老家伙'，他们都安慰我、鼓励我，说新中国已经成立了，国家很在乎我们，我和'大肚皮'一定能够再见的！"

"几年后，我们迁居进了一个叫'博物馆'的地方，每个人都有了新房子。馆长是位非常慈祥的老先生，他一直在帮我打听'大肚皮'的下落。"方罍嫂尽力压抑着感情，"之后的日子里，我一直在想，'大肚皮'会在哪儿呢？他过得好吗？我们真的还能再见吗？"

"那段时间，方罍哥你去了哪里呢？"莲鹤方壶带着鼻音问道，似乎刚刚哭过。

"我和小方分开后，事情越闹越大，石商人怕惹祸上身，很快把我卖给了当时上海的大古董商李文卿和马长生。商人重财，哪懂我们文物的价值，转手就又把我卖给了一个中德混血的商人包尔禄。包尔禄先把我带去了伦敦——一个完全听不懂他们在说什么的地方。他把我作为个人物品四处炫耀、赚钱，后来他准备搬家，却嫌我太笨重，转手就卖给了纽约的一个古董商。没多久，我又被转售给了法国的卢芹斋。"

"就这样，我从一个地方到另一个地方，从一个国家到另一国家，我听不懂他们的语言，住不惯他们的屋子，读不懂他们眼神中变化莫测的感情。但我知道，那里都不是我的家。我无时无刻不担心着小方，她那么小，会不会被遗弃在哪里，就再也见不到了？"方罍哥顿了顿，低沉的语调复又轻快起来，"还好，天无绝人之路。我还是回来了！"

2014 年，美国纽约佳士得拍卖行以 2 000 万美金的价格，正式将器身移交给中国。之后，漂泊了近一个世纪的商代青铜器皿方罍的器身与器盖在湖南完成合体。从此身首合一，被湖南省博物馆（2022 年 7 月 30 日起更名为湖南博物院）永久收藏。

"好一番苦尽甘来！"

"好一场破镜重圆！"

"呜呜……好感动！"

"皿方罍虽然经历了百年动荡，但终归聚合，功德圆满，只可惜大多数文物都没有这样圆满的结局。"苏叶不禁感叹。

然而，随着他的这句感慨，周围"唰"地一下寂静了。

"有人！"

须臾间，不知道哪个酒器发出了一声惊呼。随后，浓重的睡意便朝苏叶袭来。

"丁零零……"

闹钟声里，苏叶醒转过来，此时阳光已经洒满了他的睡床。他很疑惑自己什么时候回到了家里。这时，电脑提示有新邮件——一封来自市博物馆的志愿者录用通知书。

文物风采

商代后期的盛酒器，被誉为"方罍之王"。

皿方罍于 1919 年出土于湖南桃源县，旋即器盖、器身分离，器盖辗转收藏到湖南省博物馆，器身则流失海外。2001 年，器身于纽约佳士得拍卖现场重现，被匿名藏家买走。2014 年，器身再度出现于佳士得拍卖图录上，湖南省博物馆多方筹款、协商洽购，几经波折后终于使器盖、器身分离近百年后再度合体。然而，因近百年保存环境不同，两者有显著的色差。

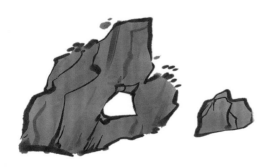

文中见医

"酒"与"医"的不解之缘

故事里，一群古老的酒器从四面八方汇聚而来，诉说着自己的往昔。它们盛载过的、流淌于各个朝代的琼浆，不仅在文学史上留下了华丽的篇章，而且在医学的发展中同样起到了重要作用。

同学们请看这个字——

猜一下，这是什么字？

这是"医"的古体字——"醫"。

字的下部是一个酒坛子，代表药酒。使用药酒来治疗外伤等疾病，这就是古人早已采用的办法，据说这个办法最早是由彭祖发明的。

这个字的构成巧妙地展示了"酒"与"医"的不解之缘。

酒是用米、麦、黍或高粱等和曲酿成的一种饮品。中医使用酒作药用，用的就是粮食酒，而不是果子酒。《黄帝内经》中有"汤液醪（láo）醴（lǐ）论篇"，其中醪醴指的就是用粮食酿造的酒。

酒，味甘、苦、辛，性温，有毒。对，你没看错，酒是有毒的，酒的毒性就是酒的偏性，也是它的药性。酒具有通畅血脉、活血祛瘀、祛风散寒、消冷积、祛胃寒、养脾气、厚肠胃、促消化的作用。

酒可以直接饮用，也可以和药同煎或浸药内服，还可以单用或制成酒剂外用涂搽创口、湿敷或漱口。如果把药用酒浸之后再服用，就能引药上行，助药力，促进药效的发挥，成为有疗效、能强身健体的药酒。

俗话说"酒为百药之长"，以酒治病，古代医案中有不少记述。《名医类案》中记载了这样一个案例：一位木商，一次在风雨中干活，时间长了衣服湿透了，回家后就一阵冷、一阵热，浑身胀痛，要人不停地捶打才好受一些，吃了一些药也没有效果。忽然这位木商想喝烧酒，便烫酒数杯喝了下去，顿时觉得爽快了不少。接着又喝，直到喝醉，没想到病竟然好了。这便是用辛热的烧酒祛风散寒的典型案例。

学以致用

自制屠苏酒

"爆竹声中一岁除，春风送暖入屠苏。"宋代王安石在《元日》

中描述了春节饮屠苏酒辟疫气，令人不染温病及伤寒的习俗。如今，屠苏酒以"屠苏液"之名收录于《中华人民共和国卫生部药品标准·中药成方制剂》中。其具体组方如下：赤木（即苏木）23克，肉桂23克，防风31克，粉萆薢16克，花椒18克，桔梗18克，大黄18克，制川乌6克，赤小豆1.5克。

配制时，将以上9味药粉碎成粗粉，用白酒3000毫升浸渍15天，搅拌，滤过。滤液静置24小时，取上清液，加入蔗糖600克，补充白酒至4000毫升，摇匀，静置、滤过即得。

如有微量沉淀，可服前振摇。此药酒有温经、疏风、散寒、解毒之功，适用于预防风寒感冒。冬春交替之际饮用，更有益处。

需要提醒的是，酒能养生，也可伤人，养与伤，只在有节与无节之间。

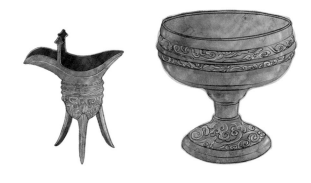

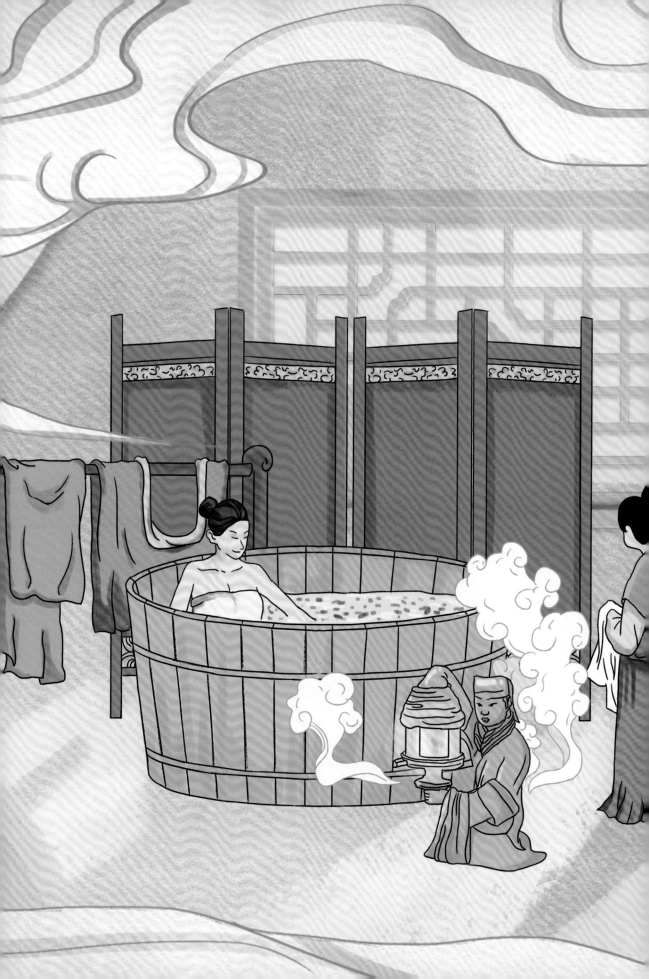

如果历史有这样巧合

——梳洗沐浴中的养生智慧

公元前 141 年，16 岁的刘彻即位，史称汉武帝。

此时，曾经权倾朝野的太皇太后窦氏年事已高，但她依旧忧心着家族的未来，为了增强窦氏一族在汉廷的实力，她决定促成一场至关重要的联姻。她让族人精心挑选了窦家孙辈中最美丽优秀的女子，她要把这个女孩嫁给皇帝的哥哥——中山王刘胜为嫡妻。

此时的窦太后正端坐在长信宫中，等待着这个女孩的到来，她要留她小住，并亲自对她进行出嫁前最后的教导。

与此同时，一辆华贵的马车正行驶在长安的街道上，车内端坐着一位美丽的女子——窦绾。虽然此时的她正置身于这个国家最繁华的街道，正奔向这个国家的权力中心，但她漂亮的面孔上却没有一丝笑意，因为她知道，自己即将踏入一场政治婚姻。

她将作为正妻嫁给一位声名显赫的王爷，而这位王爷显赫的声名却是来自他的嗜酒好色！她才不要为了这样一个男人而失去自己的自由。她通琴棋书画，素有才女之名，又怎甘心成为权力交换的筹码？

马车驶进长信宫，在太皇太后沉缓慈祥而又不失威严的训示中，窦绾明白了这场婚姻对于整个家族的意义，然而心情却愈发沉重。

当天夜里下起了雨，绵密的雨丝正如窦绾纷乱的心绪。她茫然行走在宫苑中，不知不觉来到了一座小亭之下。

小亭不远处有一棵合欢树，小伞般的花朵在细雨中飘落，给树下黑黝黝的泥土平添了几分冷艳。

树下那忙着捡拾合欢花的，是个宫女吗？

窦绾冲那女子招手。

女子并不知晓窦绾身份，只当也是避雨的宫人，便欢快地跑了进来。

"捡这个做什么？"窦绾指指她怀中的合欢。

"入药用的。"女子回答。

"入药？你知医理？"窦绾更好奇了。

女子笑道："我叫义妁（shuò），是刚入宫的侍医，合欢花能炼制成香，可助太后安眠。"

"你居然是太后的侍医，真了不起。"窦绾夸赞道，"不过，女子学医，你一定受了不少苦楚吧？"

义妁明亮的眼睛暗了一暗。

窦绾敏锐地捕捉到了这点异常，感慨道："也是啊，自古以来女子想要做出功业总是难的，就算是婚姻之事，也从来都由不得自己。"

听她这么说，义妁反而笑了，安慰道："人生在世，难免不如意，但只要心中有希望，便不算苦。"

窦绾一愣，她从未想到眼前女子竟有这般的胸怀见识！

雨停了，两人都不便多作停留。短暂的交谈令她们生出一种自然的默契，分别时，窦绾不舍道："义妁，我记住你了。我叫君须，如能再见，还一起聊天！"

结果第二天，窦绾就病倒了。

许是前夜吹了冷风、淋了凉雨的缘故，窦绾咳嗽起来，还发着烧。这可急坏了太皇太后，忙宣医官诊治，奈何众医官开出的汤药五味杂陈、难以下咽，窦绾喝不了两口就一通呕吐，再加上婚事煎熬得心中烦闷，身体越加虚弱。

太皇太后一边骂医官们没用，一边命令众人快想办法。

这时，一名内侍进言道："听闻陛下不日前从民间招入宫中一名女医，现在太后处伺候。据说此女医术十分了得，有'女中扁鹊'之称……"

"那还啰唆什么，快去请来。"

"诺。"

少顷，义妁便跟随内侍来到了长信宫中。拜见过太皇太后，义妁来到床前诊视。四目相对的瞬间，两人齐齐大吃了一惊——这不正是前夜与自己亭中闲聊的女子吗？

经过一番仔细的望、闻、问、切，义妁判定窦绾是因雨夜感染风寒，寒气袭肺而病，若不能服汤药的话，可用药浴的方法医治。

听说不用服那黑漆漆的汤药，窦绾心中松快不少，太皇太后也长舒了一口气，忙吩咐宫人准备药浴事宜。

"真没想到这么快就又见面了。"窦绾将身体浸入温暖的药汤中，精神也轻快多了。

"臣惶恐，竟不知您是宫中贵人。"

"义妁，你不必如此拘谨。只是……用汤药沐浴真的能医好我吗？"

"贵人安心，风寒从外经皮肤而入，用些辛温的药草也可将寒气通过皮肤驱逐出来。"义妁解释道。

"那有没有什么药草能通过沐浴让人变漂亮的？"爱美之心人皆有之，窦绾自然也不例外。

"有的，早在殷朝，贵族们便用煮热的淅（xī）米泔汁洗面、沐发，能够使皮肤保持细嫩光滑。"

"是吗？那等我好了也要试试。"辛散的药效让窦绾额头上渗出细密的汗珠，她觉得头不那么疼了，咳嗽也消失了。

"'头有疮则沐，身有疡（yáng）则浴'，若是身体上出现了这些小问题，汤泉沐浴的方法也是能治愈的。"

"我听人说，能防病于未发之时的便是上医，如今听你所言，堪称国医之才了！"窦绾由衷地赞美道。

"臣不敢。倒是贵人的学识令臣钦佩。"

"我啊，不过是比寻常女子多看了几卷书罢了。你再给我说说，还有什么不用服汤药就能医病的法子？"

……

白首如新，倾盖如故。对于友谊而言，时间的长短，身份的贵贱，从来都不是那么重要。

在接下来的 3 天里，义妁为窦绾精心调理，并告诉她许多在生活中保持健康的方法，窦绾也教授了义妁许多书义歌赋的知识。两位各具才华的女子，倾心交谈，互为知己。义妁端正淑良、恬淡和静的性格让窦绾渐渐不再纠结于政治婚姻的无奈，窦绾独立的个性也鼓舞着义妁在人心复杂的皇宫中坚守医道，不为私仇蒙蔽双眼。

两人立下约定，无论将来的命运如何，都要心怀希望与美好生活下去！

3 天后，窦绾痊愈。太皇太后对义妁的医术十分满意，也对窦绾不再抗拒联姻的态度大加褒奖。

离宫的前夜，太皇太后赐窦绾长信宫沐浴，并送给她一件"特别"的嫁妆。

长信宫内，汤泉雾气缭绕，窦绾抬眼看去，只见一位宫廷女子，眉眼细长，脸型圆润，她头上佩戴巾帼（guó），身穿曲裾深衣，跣（xiǎn）足而坐，两手持握灯盏，向前投射出柔和的光亮。

她是一座人形的缸灯，眉目间竟与义妁有几分相似。

数日后，中山王大婚。

自此，窦绾与义妁天各一方，再也没能相见。

然而，义妁传授窦绾的那些医理并没有随着两人的分离而远去。

她依旧读书写文，随身携带可以改错字的书刀；她个性独立，有自己的私章，私章上不是按照汉朝传统刻"王后绾"或"妾君须"，而是自己的名和字——窦绾、窦君须；她注重养生，精心梳发，定时沐浴，美丽健康，安享长寿；她离世时着金缕玉衣，以长信宫灯、错金铜博山炉等千余件器皿陪葬，甚至还随葬了17个陶酒缸，一大批骰（tóu）子和行酒令钱。

光阴长短，如灯火明灭。长信宫灯，如同它因之而生的那位女子，点燃过汉代的暗夜，映照出人心美丽的憧憬——永不放弃希望与美好！

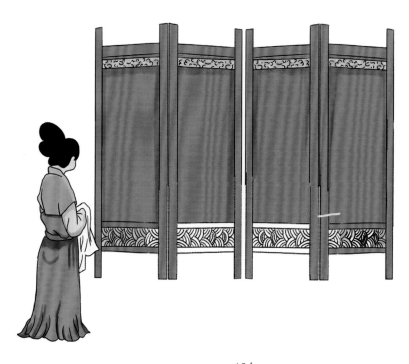

长信宫灯是西汉宫廷用的铜灯，是目前唯一已发现的人形缸灯，因其上有"长信尚浴"四字，说明这盏宫灯曾在长信宫（西汉太后所居宫名）的浴室中使用，因此得名。

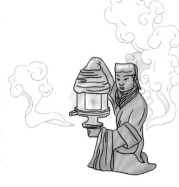

此灯设计合理，工艺精湛，宫女造型生动，是汉代青铜灯中的佳作，代表了汉代青铜工艺的水平。该灯现藏于河北博物院。

自古洗澡是大事

我们的祖先很早便认为水和火是圣洁之物，可以清除一切疾病和灾难。中医典籍《黄帝内经》中说："气寒气凉，治以寒凉，行水渍之。"经常在流动的水中沐浴，是古人日常生活中的一件大事。

据历史记载，殷朝贵族不但用热水洗澡，还用煮热的淅米泔汁来洗脸、洗头发。据说可以使皮肤保持白嫩光滑，使头发乌黑亮泽。

汉朝的公务员制度里，官员有专门的"洗澡假"，每5天就可以有一天专门用来洗澡更衣，称为"休沐"。到了唐朝，这个假变成了10天一次，称为上浣、中浣、下浣。

到了宋朝，营业性澡堂出现，并在门口"挂壶"作为标记。

洗澡除了清洁身体，还可以预防疾病。《礼记》中说："头有疮则沐，身有疡则浴。"《淮南子》中说："浴使虮虱尽去，百病愈也。"由此可见，按时洗澡自古以来便是健康传统！

在沐浴中，药浴一直备受重视。直到今天，我国各地区依旧保持着用当地草药煮水沐浴的习惯。特别是在夏季，经常使用草药煮水为孩子洗澡可以避免长痱子。用来药浴的除芳香类的中草药如玫瑰花、金银花等外，还有酒、醋、明矾、茶、橘皮、盐等。

当然，洗澡也有一些禁忌。比如，大病之后，不能用冷水沐浴；全身大汗时，不能用冷水沐浴；太饿或太饱时不能沐浴；洗澡水不能太热；老年人沐浴时间不能太长；等等。

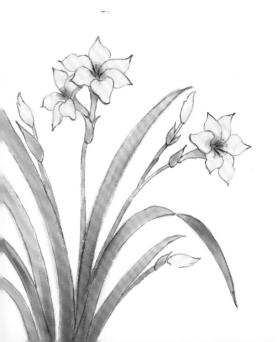

你每天都梳头吗

你每天都梳头吗？

对于留有长发的女生来说，答案当然是肯定的，但男孩子们呢？你们每天清早也会认真梳头吗？

梳头可不单单是为了好看，更是为了聪明和健康！

明代沈仕的《摄生要录》中说"发宜多栉（zhì）"。"栉"就是梳头，这句话的意思是头发要多梳。明代谢肇淛（zhè）《五杂俎（zǔ）》中说："修养家谓梳为木齿丹，云：每日清晨梳千下，则固发去风，容颜悦泽。"古人把木梳称为木齿丹，等同于治病的灵丹妙药，梳头的奇妙作用便显而易见了。

梳头有疏通经脉、促进头部血液循环、延年益寿的作用。据说，女子之所以普遍比男子长寿，就是经常梳头的缘故。

梳头最好选用黄杨木梳，或以手指代梳。先直梳，从前额经头顶部到后部，逐渐加快；然后斜梳，先顺头形梳，将头发梳顺，再逆向梳，再顺头形梳。每天一次，每次 3~5 分钟，每分钟梳 20~30 下即可。

每天梳头，有助于消除疲劳、强身健体、醒脑明目，对脑力劳动者尤为适宜。但要注意不可用力过猛，以免划破头皮。大家在工作学习疲劳之时，不妨以手代梳，给大脑来个放松吧！

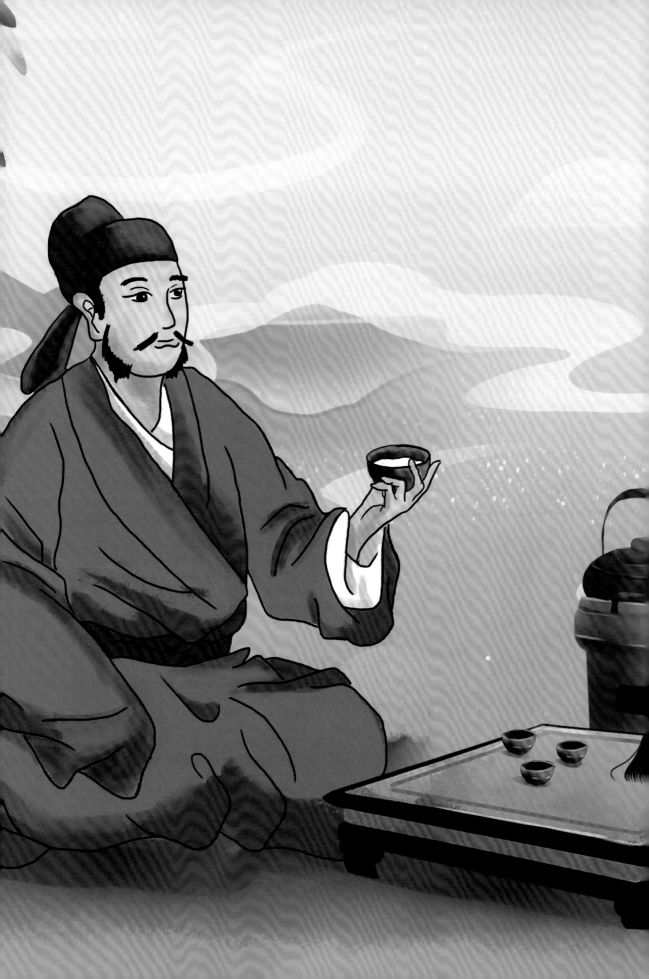

就是那样一盏碧螺春
——唐人的茶情风华

繁华随着光阴埋进了泥土，时间隐藏于泛黄的书卷。对于1000多年前的大唐盛世，你是否也充满了猜测与遐想？

唐人的生活会是怎样的呢？像热情奔放的祁红？像清冷孤高的龙井？还是像那清透可爱、淡泊而略张扬的碧螺春呢？

在这个静谧的夜里，我的眼前是一盏碧螺春，手中是一本满载了历史回忆的书卷，脑海中反复回响着一个人的名字。我想，或许就是通过一杯茶，一个人，一卷书，一次偶然的发现，我们便能窥得独属于那个朝代的自在与风流吧！

在所有的茶中，碧螺春最是潇洒恣意——茶叶看起来清透可爱，一粒粒如碧玉珠似的，还没冲入水就已经透出精致的香气。待到开水冲入透明的茶盏，碧玉珠便开始慢慢地伸懒腰，舒适而惬意的样子。一片片叶子以珠子的状态舒展开来，还有小小的气泡像珍珠般依附其上，香气袅袅，氤氲而上，缠绵留恋在整个鼻腔。

这份活泼与随意像极了一个人，他的名字叫陆羽。

陆羽生于733年，大约去世于804年，唐代复州竟陵（今湖北天门）人。可以说，唐人饮茶之风的盛行，此人厥功至伟。

陆羽的身世极富传奇色彩。

据说，多年前一个深秋的清晨，当时竟陵龙盖寺住持智积禅师路过西郊的一座小石桥，听见桥下有群雁的哀鸣之声。他走近一看，发现一群大雁正张开翅膀守护着一个婴儿，于是便把这个男婴抱回寺中收养。

因为婴儿无姓无名，也无法访得父母是谁，智积禅师便用《易经》卜卦为婴儿取名，占得"渐卦"，卦辞是"鸿渐于陆，其羽可用为仪"。意思是说群雁迁飞，已渐渐要到达目的地，漂亮的羽毛可以作为典礼上的装饰品。

这非常吉祥。

于是禅师决定给这孩子以陆为姓，以羽为名，以鸿渐为字，孤儿自此有了名姓。

陆羽渐渐长大，智积禅师教他学文识字，习诵佛经，还将自己煮茶的手艺传给了他，有盼其继承自己衣钵之意。然而，天不遂人愿。虽然日日与黄卷青灯、钟声梵音相伴，但陆羽始终不愿皈依佛门，甚至还十分叛逆。

陆羽9岁那年，智积禅师要他抄经念佛，他却反问道："佛门弟子，生无兄弟，死无后嗣。儒家说'不孝有三，无后为大'，出家人能称有孝吗？"

禅师恼他桀骜不驯，藐视尊长，就用繁重的"贱务"磨炼他，要他扫地、刷厕所、修墙修屋、放牧牛羊。

然而，陆羽并不因此屈服，求知欲望反而更加强烈。他无纸学字，以竹画牛背为书，偶得张衡《南都赋》，虽然字都认不全，却依然正襟危坐，读得津津有味。

禅师知道后，唯恐他杂书看多了更难管教，便把他禁闭在寺中修剪院内的草木，还派年长的僧人对他加以管束。

就这样，过了3年。

陆羽12岁，愈发觉得寺中日月难度，便在一个月朗星稀的夜里逃出龙盖寺。出来之后，他混进了一个戏班子里学演戏，成为一名伶人。

他虽其貌不扬，又有些口吃，但聪明过人，且机智幽默，不但演丑角很成功，后来还编写了三卷笑话书《谑谈》。

俗话说，吉人自有天相。天宝五年（746年），竟陵太守李齐物在一次州人聚饮中看到了陆羽出众的表演，十分欣赏他的才华和抱负，当即赠他诗书，并写信推荐他到隐居于火门山的邹夫子那里学习。

5年后，陆羽学成，拜别邹夫子，开始了他四方游历的生涯。直到安史之乱爆发后，他一路避难，最后来到浙江，结庐于苕（tiáo）溪之滨，开始了"细写《茶经》煮香茗，为留清香驻人间"的隐居生活。

其间，他常身披纱巾，穿布衣，脚着藤鞋，行走于山野之中。采茶、觅泉，评茶、品水，或诵经吟诗，或杖击林木，或手弄流水，或迟疑徘徊，每每至天黑兴尽方才回家。

这般舒畅惬意，这般随心随性，不正如杯中那沉浮舒卷的碧螺春一般吗？

宠辱不惊，闲看庭前花开花落；去留无意，漫随天外云卷云舒。

建中元年（780年）左右，《茶经》问世。陆羽以他的人品和丰富的茶学知识名震朝野。朝廷诏拜陆羽为太子文学，陆羽婉辞圣命。

陆羽生性恬淡，不重财富，酷爱自然。《全唐诗》载有他的一首歌，正体现了他的品质：

> 不羡黄金罍，
>
> 不羡白玉杯。
>
> 不羡朝入省，
>
> 不羡暮入台。
>
> 千羡万羡西江水，
>
> 曾向竟陵城下来。

陆羽用他与自然相伴的一生为我们留下了《茶经》，也为我们留下了唐人饮茶的浪漫。

若要吃茶，当分五大步，烤、碾、筛、煮、品。这听着很麻烦，操作起来更不容易，光是茶器就得准备很多。这诸多的茶器中，以"盐台"和"茶则"最为奇妙。

盐台，顾名思义是放盐的，唐代人煮茶为什么要放盐呢？

《茶经》上说："初沸，则水合量，调之以盐味。"就是说，水刚开始沸腾的时候，按照水量适当要放一点盐调味。

调的是什么味？茶之味。

茶本身是涩的，盐可以去涩。再者，茶与盐相互作用后，会

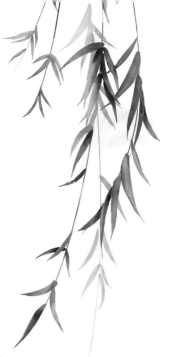

产生奇妙的化学反应，使茶呈现出一种鲜味。

而"茶则"呢？则关系到每次煮茶要加多少茶叶才算合适。

我们现在经常听到"少许""适量""随意"这样模糊的说法，很让人头疼，特别是对于初学烹茶的人。但唐代是有标准的，以"则"为准。茶则的"则"就是标准、准则、法则的意思。

茶则的大小跟家用的不锈钢勺子差不多，但它比较浅，只微微有一点凹。茶则柄扁长，上宽下窄，柄端作三角形，上下部位錾（zàn）花鎏（liú）金，柄背光滑，便于持握。

煮茶时的严谨，调味时的用心，唐人的茶文化就这样被陆羽一一写入了书中。唐人已不在，饮茶之风却流传至今，成为华夏的饮食和精神缩影。

陆羽和唐人的茶情风华，正如那一盏碧螺春，沁人心脾，余韵无穷。

陆羽把中华民族的五行阴阳辩证法、道家"天人合一"的理念、儒家的"中和"思想等博大精深的精神浓缩在一碗茶汤之中，他对中国茶文化贡献之大无人可与之比肩，所以他死后被奉为"茶圣"，祀为"茶神"，尊为"茶仙"。

法门寺地宫出土的唐代宫廷金银茶具，包含了茶碾、罗合、银则、长柄勺、盐台、笼子、茶碗、茶托等，跟《茶经》描述的基本一致，这在文物史上非常难得。这是文献跟实物相互印证的最为典型的案例。

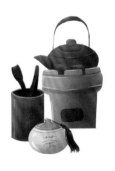

茶汤里的健康

茶，不仅是一种饮品，还具有保健作用。同其他很多药食同源的药材一样，喝茶也有讲究，也有适宜和不适宜。

我国有六大茶系，分别是对应五行五色青、赤、黄、白、黑的青茶、红茶、黄茶、白茶、黑茶，以及绿茶。

六大茶系的划分与它们的发酵时间有关。

绿茶采集茶树的新叶或芽，是未经发酵的茶叶，它也是收录于《中药大辞典》中可入药使用的茶叶。绿茶味苦、甘，性凉，有清头目、除烦渴、化痰、消食、利尿、解毒的功效，可以用来治疗头痛、眼睛昏花、瞌睡不醒、心烦口渴、咽喉肿痛和水火烫伤。

白茶属微发酵茶，黄茶属轻发酵茶，青茶（又称乌龙茶）属半发酵茶，红茶属全发酵茶，黑茶属后发酵茶。经过发酵，茶叶的寒凉之性会得到缓解，因此，青茶、红茶、黑茶更适合脾胃虚寒的人饮用。

喝茶不仅可以领略文人风雅、怡情静心，还对身体有很多好处。

《本草纲目》说："茶苦而寒，阴中之阴，沉也，降也，最能降火。火为百病，火降则上清矣。"简单地说就是茶能降火，效果

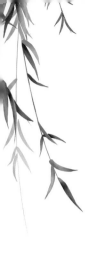

很好。

身体壮实、脾胃健康的人，如果经常出现心、肺、脾、胃火旺，有心烦、口苦、口疮、睡觉流口水、有口气等症状，经常喝茶能清火、降火，又能提神，对身体有益。然而，体质偏寒和气血虚弱的人就不宜经常喝茶，否则就会出现胃痛、痰多、腹痛、腹泻等不适。

喝茶时不仅可以加盐，还可以加糖、奶、蜂蜜、姜丝。前三者可以去涩，姜丝则可以缓解茶叶的寒凉之性。

茶要喝热的，不要喝冷茶和烫茶；茶叶量要适中，不要喝浓茶；茶水要即泡即饮，不要喝久泡茶、霉变茶和隔夜茶。

此外，服药期间不宜饮茶。

学以致用

缤纷花茶，哪款适合你

炎热的夏季，补水十分重要，很多人觉得喝白开水没味道，就喜欢在杯中泡一些花茶。一方面，花瓣舒展、随水波摇曳，十分美丽；另一方面，也改善了口感。

可以用来泡水的花种类繁多，有些还具有药效。如何选择适合自己饮用的花茶，也是一门建立在医学知识上的学问。选对了，口感和健康双赢；选错了，喝下去可能会拉肚子。

快来看看下面这几种花哪个适合你吧！

玫瑰花：性温，气味芬芳，有行气解郁、活血止痛的功效，是一种"令人心情愉悦的花"。玫瑰花茶适合经常不自觉叹气的人，也适合月经前期总觉得胸胁部发胀不舒服的女孩，还适合因学习压力大而影响食欲的人。

菊花：菊花的品种比较多，适用的情况各不相同，大家在选择的时候需要注意甄别。白菊花平肝明目的效果好，苦味淡、口感良好，适用于平时常觉眼睛干涩、视物不清的人。黄菊花疏散风热效果好，适用于风热感冒，表现为头痛、鼻塞、流黄涕等症状的患者。野菊花清热解毒作用强，由于其味道较苦，泡茶时应注意用量，适用于体质偏热或经常因热毒出痘的人群。

金银花：有清热解毒、疏散风热的作用，对于外感风热有很好的效果。用金银花泡水喝可解暑热烦渴，并能缓解暑热造成的咽喉肿痛。对于小儿，金银花煮水后洗澡还能缓解湿疹、痱子、热疮。

最后，给大家说一个挑选花朵的小窍门——是选择大朵盛开的花，还是含苞未放的花蕾呢？答案是整朵开放的花朵漂在水中固然美丽，但若论药效，还是未开放的花蕾最佳。

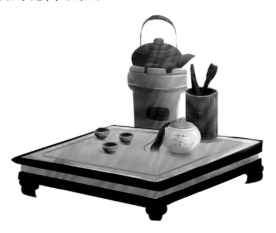

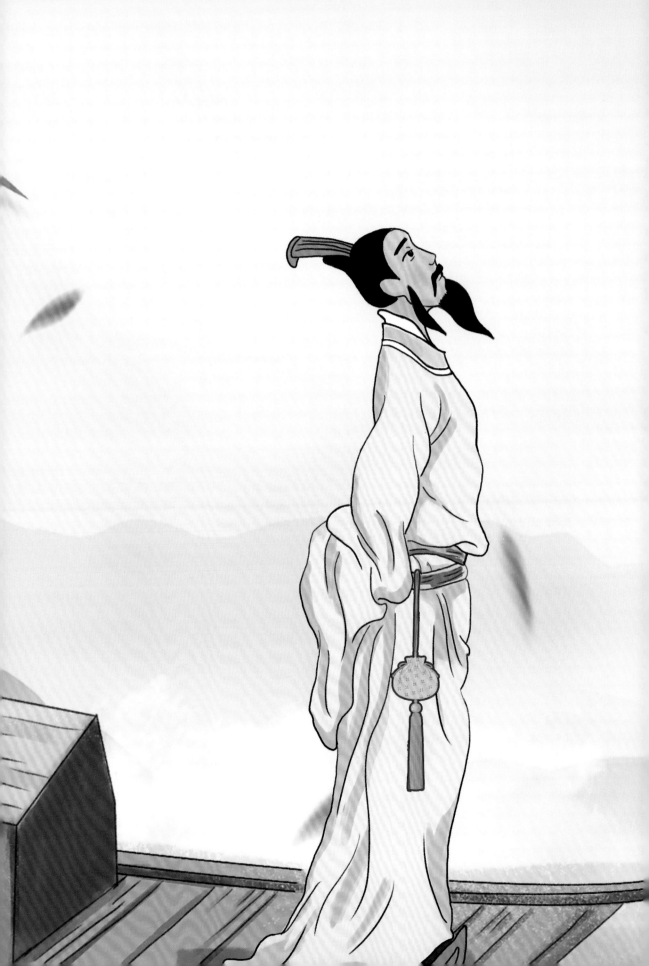

一只香囊的传奇故事

——香药与药香

这个故事的主角是一只香囊。

香囊，又称"容臭（xiù）""荷包"等，关于它的起源有三种说法。其一，以前人们在野外住宿，为防止毒蛇叮咬，把中草药用树叶包起来放在身旁，起驱虫的作用。其二，香包作为行军打仗时传递军事机密和书信的工具，史称"锦囊"。三国时期，诸葛亮授予赵云"锦囊妙计"中的"锦囊"就是香囊。其三，有未嫁女儿的人家要临街修阁楼，四面开窗，选婿时女子上阁楼，抛香囊给相中之人以作定情之物。

古时候香囊大多用来熏衣服、做配饰，也代表一种礼仪文化。

屈原的《离骚》中这样写道："扈江离与辟芷兮，纫秋兰以为佩。"当时的香料是辟芷、秋兰。战国时期以至秦、汉、晋，大男人堂而皇之佩戴香囊。晋以后渐为女人、儿童的专用品。宋时，官吏朝服上开始佩戴香囊，礼仪作用愈加凸显。清代，香囊成为馈赠佳品，特别是相恋男女以此作为馈赠的信物。

然而，今天故事里的香囊，样子却与一般香囊大不相同，它通体溜圆，纯银打造，镂空雕刻着漂亮的花纹，鎏金的对蜂点缀其上，非常精致，闭合起来就像一只小铃铛，它的名字叫"鎏金双蜂团花纹银香囊"，是一件文物。

这只香囊历经千年却依旧精巧优雅，一看就不是普通人用得起的物件。它因何而生？它的主人是谁？它的背后又有着怎样的故事呢？

这一切，还要从 40 多年前说起。

话说陕西西部有一个扶风县，因"辅助京师、以行风化"而得名，颇有匡扶济世、崇德向善之意。"京师"指的是西汉时的长安，也就是今天的西安，可见扶风在历史上便非同寻常。千百年来，温和湿润的季风吹拂着扶风县的台塬沟壑，在这片厚土上留下了灿烂的文化宝藏，其中最闪耀的就是始建于东汉末年桓灵年间的佛教圣地法门寺。

1981 年 8 月，阴雨绵绵氤氲着八百里秦川。随着轰隆隆的一声闷响，法门寺始建于 1579 年的八棱十三级释迦牟尼真身宝塔自塔顶到塔底齐刷刷崩塌一半，剩下的半壁塔身颤巍巍矗立在残破的塔基之上。一时间，各界哗然。

1986 年，陕西省人民政府决定在原址重建法门寺真身宝塔。为配合这一工程建设，陕西省专门组建了一支考古队对残塔进行保护性清理。1987 年 4 月，考古人员在清理完的塔基正中部位发现了一块唐代藻井盖，打开之后，赫然发现下方竟是一座从未被发现过的地下宫殿——2 000 多件大唐珍宝静静地散发着光芒！

地宫中的《物帐碑》记录了所有宝藏物品的品名、数量、规格、质地及供奉者姓名，其中就有"香囊两枚"，一大一小。鎏金双蜂团花纹银香囊和鎏金雀鸟纹银香囊，由唐僖宗供奉。

鎏金双蜂团花纹银香囊直径 12.8 厘米，链长 24.5 厘米，重547 克，是唐代香囊存品中迄今发现的最大的一枚。

然而，这枚香囊之所以成为我们故事的主角，并不是因为它的"大"，而是它的存在印证了一段流传千古的爱情。

《旧唐书·杨贵妃传》记载，安史之乱时，唐玄宗李隆基带着杨玉环逃离长安。途经马嵬坡时，在众将士的强烈要求下，唐玄宗不得已下诏赐死杨贵妃。就这样，死去的杨玉环被一床紫色的被褥裹着，草草掩埋在马嵬驿西侧的路边。

唐玄宗一路向西南到达四川成都，叛乱平定后，才启程回长安。回来后，唐玄宗对杨贵妃更加思念，茶饭无味，遂命令高力士一定要把杨贵妃的遗体找到。高力士到马嵬坡费了很大劲才找到了杨贵妃的遗体，他回来时对唐明皇小心翼翼地说："肌肤已坏，唯香囊犹在。"

在这件文物出土之前，我们一直不理解：香囊就是个丝织物，尸体都腐烂了，香囊怎么会不坏呢？直到法门寺地宫被打开，我们才知道唐代皇家香囊很可能就是金银制成的。这与唐代释玄应、释慧琳所著《一切经音义》中记载的"案香囊者,烧香圆器也。以铜、铁、金、银玲珑圆作，内有香囊，机关巧智，虽外纵横圆转，而内常平，能使不倾，妃后贵人之所用之也"正好相互印证。

如此看来，在唐朝贵族的生活中，这种香囊非常时髦。他们不仅随身携带，还会放在被褥之中，挂在屋内的纱帐之上。因为是随身之物，恋人之间也常常用它来表达情意。杨贵妃的香囊显然是生前唐玄宗送给她的，她也必然极为珍惜，日日贴身佩戴，仓皇出逃时也不曾解下，直到香消玉殒也未曾离身。唐代诗人张祜为此写下诗句："蹙金妃子小花囊，销耗胸前结旧香。谁为君王重解得，一生遗恨系心肠。"

而最后，唐明皇从高力士手中接过杨贵妃的香囊，睹物思人，百感交集，终至潸然泪下。

在天愿作比翼鸟，在地愿为连理枝。天长地久有时尽，此恨绵绵无绝期。

文物风采

鎏金双蜂团花纹银香囊为镂空球体，上下两个半球以合页和铰链相连，香囊开合由一个钩状的开关控制。下半球内，有两个同心圆组成的持平环，与香盂（放香的杯子）铆接。球上有链，球下有装饰物。

这种香囊是我国古代工匠的精心发明，它利用了重心和平衡的原理，使得焚香时无论怎么转动，香盂始终呈水平状态、热香不溢出。这和近代在航海、航空、航天上使用的陀螺仪表原理相同。

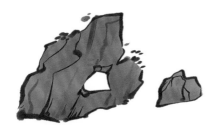

香囊与香药

古人的熏香有两种：一种是冷香，直接闻；一种是热香，需要点燃。这种球状银质香囊，装的就是热香。但不管是哪一种熏香，"囊"都是壳，是容器；"香"才是真材，是实料。装入各种"香"的囊才是妥妥的香囊，而"香"其实就是各种具有芳香气味的中草药。

中医有衣冠疗法一说。所谓衣冠疗法，就是利用穿戴的衣帽、鞋袜或饰物将药物佩戴在身上，通过呼吸道或皮肤吸收而发挥其防病治病作用，是一种古老的中医外治疗法。佩戴香囊就是一种衣冠疗法。

东汉时期著名的医学家华佗就将丁香、木香等中药缝制进香囊中，将中药香囊随身携带用以医治呕吐、腹泻等疾病。东晋葛洪著作《肘后备急方》中有"取雄黄如枣核，系左腋下，令人终身不魇寐"的记载。

唐代孙思邈的《备急千金要方》中则有"辟温（瘟）方"，如太乙流金散、虎头杀鬼丸，以佩戴香囊的方法来预防瘟疫。该书同时也载有"绛囊"，称其能"辟疫气""令人不染"。

明代李时珍的《本草纲目》介绍了"用辰砂装囊，戴身及髻中"用来治疗失眠的方法。清代吴尚先的《理瀹（yuè）骈文》

也收载了多张香囊方子，如辟瘟囊、绛囊（内盛七宝如意丹）、抗痨丸佩囊等。

香囊一般由各种香料和草药配制而成，具有清香、驱虫、辟瘟、防病的功能。用来配制香囊的草药大都含有挥发油，气味清香纯正、持久，多数中药有效成分对多种细菌、病毒和霉菌有不同程度的抑制或杀灭功能，从而能起到辟邪驱瘟的作用。

小小的香囊包含着传承千年的中医智慧。直到今天，中药里的艾叶、苍术、白芷、石菖蒲、广藿香、佩兰、陈皮、薄荷等芳香药物依旧被以不同组方配比，制成功效各异的香囊和熏香，帮助人们防病于未然。

近年来，香囊更是成为承载传统文化的载体，在人际交往、美化环境、陶冶情操等方面起着不可替代的作用。

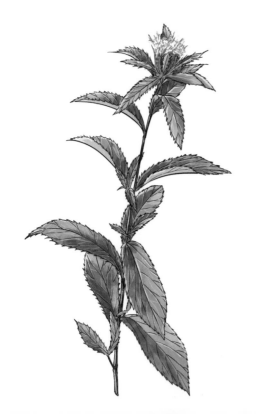

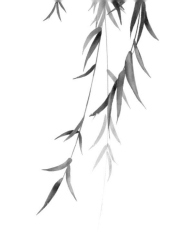

学以致用

制作夏季驱蚊小香囊

每到夏季，苍蝇、蚊子等小害虫就会出来"作妖"。如何避免被叮一身包？如何让苍蝇对厨房退避三舍？如何让垃圾桶中不生出小飞虫？

这些烦恼，驱蚊香囊都能帮你解决！

你只需要取艾叶、白芷、丁香、金银花、薄荷、石菖蒲、苏叶、藿香各2克，芸香草3克，打粉或捣碎后装入无纺布袋，再套上自己喜欢的香囊外壳，一只漂亮实用的驱蚊香囊就做好啦！

因为中草药香囊无任何化学添加剂，调配时运用的是自然界植物的天然香气和功效，所以特别适合给老年人和儿童使用。将这种香囊悬于室内、床前，既芳香怡人，又可驱虫。戴在身上，就算是野外游玩也不用担心被蚊虫围攻啦！

快动手做做看吧！

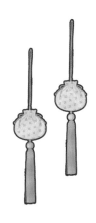

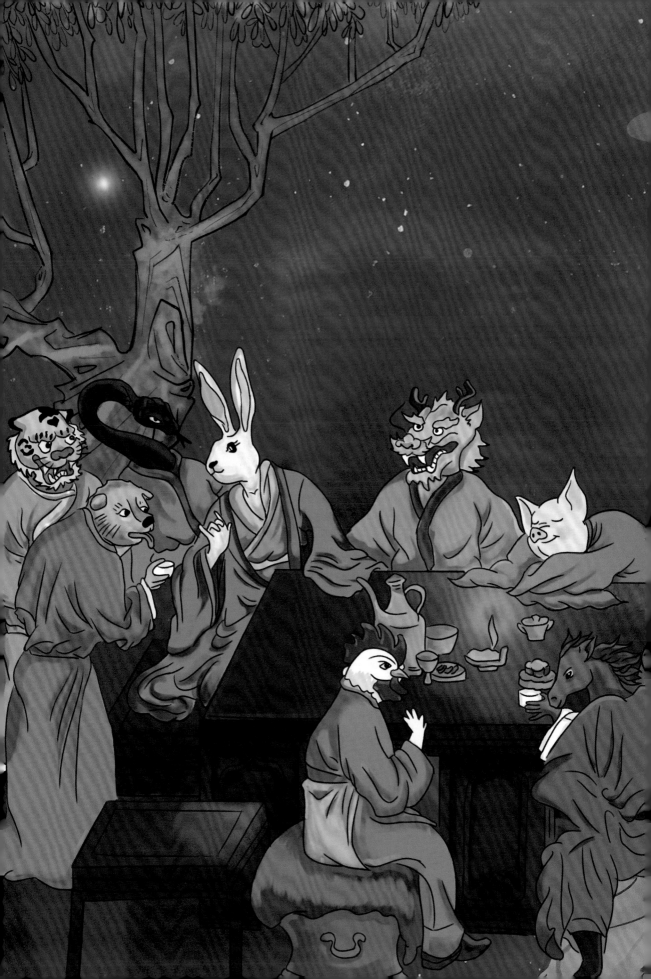

长安十二时神的一天
——分秒间的健康守护

某一天，正值丑时末寅时初，正是人睡得最沉的时候。长安京畿的某个神秘宅院里，十一个"奇怪的人"正聚集在一起，或喝茶，或看书，或窃窃私语，或打着瞌睡。

说他们是"人"，因为他们都穿着唐朝流行的宽袍大袖，身形笔直，神情肃穆，仿佛等候步入朝堂的文臣。说他们"奇怪"，是因为他们人类的躯体上，却各顶着一具动物的头颅。

突然，虎头人问道："寅初已到，丑之神都回来了，怎么唯独不见未之神呢？"

周围一下子安静下来，大家面面相觑，发现确实少了一只羊头。

这时，鼠头人嘿嘿一笑，捋了捋颊旁的 3 根胡须，细声细气地说道："未之神找人说理去啦，一时半刻回不来。今天咱们这十二时神的聚会，他参加不了啦！"

"找人说理？"猪头人瞪大了眼睛，不明所以。

"对，就是找'人'说理呀！"鼠头人神秘一笑，露出了两颗洁白的门牙。

卯时初刻，长安城中，天光未明。房屋、街巷都笼罩在一片雾气之中。

长安城里有一户人家，男主人姓杨，仗着家中有些积蓄，游

157

手好闲，耽于玩乐，很不受邻里待见。又因其嗜吃羊头，故人送外号"羊二"。

话说这羊二对羊头的喜爱是真不一般，每年都要购买和宰杀上百头羊。且羊二有个特殊癖好，吃羊只吃头，其余部位尽皆抛弃不要。得亏了这杨家祖上基业丰厚，否则照这个吃法，早就败了家！

这天一大早，还在睡梦中的羊二隐隐约约听到敲门声。他本想不理，但敲门的人似乎很有耐心。无奈，他只能揉着惺忪的睡眼，披了衣服去开门。

大门"吱呀"一声打开，雾气中，一领华服首先映入眼帘。来人身高八尺有余，衣衫华美，宽袍大袖，身姿十分伟岸。

羊二梦尚未醒，脑子里稀里糊涂地想着这是哪位贵人走错了门，便抬眼向上去看那来人的容貌。

这一看可不得了！

羊二只觉头皮发麻，好像被人从头到脚浇了一盆凉水，顿时睡意全无。

对面站的哪里是个人？

那华服的衣领上赫然顶着一只羊头！

那羊二印象中一向驯良无害、任人宰割的羊，此时端庄威严，黑白分明的羊眼正居高临下地睥睨着自己。

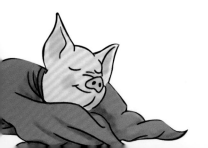

158

"你……你……你是……是……？"羊二舌头打结，两腿发颤，扶着门边才勉强没跪下去。

只听那羊头人正声道："吾乃未之神，其属在羊，听说你爱吃羊，今天特地来告诫你以后不许再吃羊头，否则我必取你性命！"

说罢，羊神的眼底迸发出一丝明显的杀气。

羊二如被五雷轰了顶，一声哀嚎，连滚带爬地回到了屋中，门都忘关了。

羊二的妻子被动静惊醒，只见丈夫缩在床角，冷汗淋漓，喘息不止，忙问他发生了什么事情。

羊二语无伦次地重复着："羊神来了，羊神来了，羊神来了……"

然而妻子出门看时，只见门扉大开，屋外却空无一人。

"原来如此！"众时神听着鼠头人绘声绘色地描述，恍然大悟。

"要我说，未之神真是矫情。"猪头人哼哼两声，表示不以为意，"不就吃个羊头嘛，就上门去吓唬人家，我的属相猪娃和酉之神的鸡娃都不知被人类吃了多少，我们也没说什么呀！"

鸡头人："……"

"嗳，亥之神，你这么说就不对了。"旁边的狗头人不赞同道，"未之神发火并不是因为那人吃了羊，而是因为那人只为吃羊头而浪费了整只羊。如果有人天天杀猪只为吃猪尾巴，你就不会生气吗？"

"正如戌之神所说。"一个温文尔雅的声音自门口传来。

众神回头一看，说话的正是未之神。

"我并不是反对人类吃我们的属相，而是要他们合理利用、善加珍惜！"

"好像是这么个理儿。"猪头人呼扇呼扇耳朵，冲羊头人竖起了大拇指。

"这就好啦，现在轮到我交班了！"卯之神跳到龙头人的面前，摆摆长长的耳朵，欢快地说道："我已经把大部分的人叫醒，起床喝水，上过厕所了！接下来要你去督促他们按时吃饭喽！"

"好嘞！我会顺便喊醒那些赖床的人的。"龙头人爽快地答应着，很快消失在了门外。

"我也要提早做准备了。"蛇头人边说边推起一辆土黄色的小车，"早饭进食的水谷能不能发挥大作用，读书的学子脑袋灵不灵光，可全在我的时辰里见分晓呢！"

"那我也去准备准备，安排人们好好睡午觉！"马头人也站起身来，干劲儿十足。

"你们急什么？"鼠头人捻着小胡子，一脸骄傲，"健康应该只属于那些乖乖按时辰作息的人，我们何必每天巴巴地去提醒每个人呢？反倒失了我们时神的身份。"

须臾后，牛头人开口道："子之神，你这话就小气了。"

牛头人接着说："我们子鼠、丑牛、寅虎、卯兔、辰龙、巳蛇、午马、未羊、申猴、酉鸡、戌狗、亥猪十二时神已与人类昼夜相伴卜千年，早已不分彼此。他们血脉的流动中有时间的规律，我们轮值的时辰里有生命的秘密。让每个人都得到守护，让这片大地一直繁荣下去，不正是我们存在的意义吗？"

牛头人一席话，让此前有一瞬间迷茫的众时神茅塞顿开，他们纷纷点头表示赞许，就连鼠头人也不例外。

文物风采

十二生肖俑，亦称"十二支神俑"，代表地支（亦称"十二支"，子、丑、寅、卯、辰、巳、午、未、申、酉、戌、亥的总称。古代曾用以计时和指示方位等）的十二种动物俑，作人身、鸟兽头。始于隋，盛行于唐。

在唐朝，符合一定条件的官员离世后，墓中会放置十二生肖俑。正因如此，我们才能在今天见到这组生动有趣的十二生肖俑。

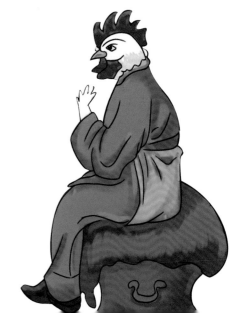

十二时辰里的健康密码

一天有十二时辰，人体有十二经脉，人体的气血依照十二时辰沿着十二经脉的顺序像地铁环线一样在体内流动，就是"子午流注"。

当气血固定地在某一时辰流经某一经脉时，经脉与时辰就产生了配属关系。此时，该条经脉便成了人体的"值班生"，其功能活动相对旺盛。

子时（23点到次日1点）胆经"值班"。胆经的职责是净化胆汁并主决断。要让胆经好好工作，人就必须睡觉，如果这个时间你还在看电视、玩手机，胆经就什么都做不了。这样日子久了，人不仅容易出现晨起口干、口苦、偏头痛等不适，脑子还会越来越不清醒。

丑时（1点到3点）肝经"值班"，是养肝血的好时机。如果到了这个时间还不睡觉，肝脏得不到血液的濡养，也不能履行解毒的职责，人的面色就会变暗，情绪也会变差，还容易出现胁肋痛、疝气等一系列肝病。

寅时（3点到5点）肺经"值班"，是人一天中睡得最沉的时候。此时的肺经就像洒水车一样，正在把之前代谢好的肝血输送到身体的角角落落。

卯时（5点到7点）大肠经"值班"。古语形容此时为"天门开"。这时起床喝一杯温开水，能帮助人肠经进入兴奋状态，有利于更好地排出宿便。晨起排出成形大便是身体健康的表现。

辰时（7点到9点）胃经"值班"。在这个时间段吃早餐最容易消化，吸收也最好。要注意，早餐尽量吃一些温和养胃的食物，如稀粥、麦片、小笼包等。过于燥热的食品，如菜盒、油条等容易引起胃火盛，让人出现嘴唇干裂、长口疮等情况。

巳时（9点到11点）脾经"值班"。脾经会把我们吃的早饭变成营养输送到身体各处，特别是大脑。这段时间里，我们的身体得到了一天之中最强有力的能量支持，反应最快、记忆力最好、脑了最灵活，用来读书学习再合适不过了！

午时（11点到13点）心经"值班"。中医认为"心主神明"，是帮助我们认识这个世界并对这个世界做出判断的重要脏器，此外，心气还推动着血液运行，营养全身。在中午小睡片刻，对养心大有裨益，还可以提高下午的学习效率。

未时（13点到15点）小肠经"值班"，开始对午饭中的营养和糟粕进行整理，并把食物中的精华部分输送给脾，把废水和渣滓分别输送给膀胱和大肠。

申时（15点到17点）膀胱经"值班"，会把从小肠得来的"废水"进行细分，将里面还有利用价值的"津液"回馈给身体，余下的成为尿液排出体外。这个时间段里，可千万不要憋尿！

酉时（17点到19点）肾经"值班"。中医认为肾藏生殖之精和五脏六腑之精，为先天之根。肾经在此刻进入贮藏精华的阶段，所以不适宜进行太剧烈的运动，也不适宜大量喝水。

戌时（19点到21点）心包经"值班"。心包是心的保护组织，能帮助心脏抵御外邪侵犯。此时适宜散步并保持心情舒畅，但忌剧烈运动，更不能大汗淋漓。

亥时（21点到23点）三焦经"值班"。三焦是"六腑"中最大的一个腑，它"能通百脉"，让全身舒畅痛快。如果在这个时间段入睡，整个身体都能得到很好的休养，第二天起床后精神也会倍增。

学以致用

设计健康作息卡

通过上面的学习，你们一定知道了为什么一定要吃早饭，为什么中午要休息，为什么傍晚不能剧烈运动，为什么晚上要早睡了吧。知道了这些"健康密码"，了解到身体内气血运行的规律，不仅能帮助我们保持健康，还能让我们认识到一个颠扑不破的道理——凡事有因必有果，健康也不例外。没有任何疾病与挫折是从天而降的，不过是我们之前不经意种下的种子在时光的泥土中发了芽。

那么，你能根据今天学到的知识为自己设计制作一张"健康作息卡"并把这份好习惯坚持下去吗？